# Low Carb

## 100 Rezepte für den Thermomix

Paul Schmitt

Impressum
Low Carb - 100 Rezepte für den Thermomix

Autor: Paul Schmitt
Lektorat: Doris Eichhorn-Zeller



ISBN-13: 978-1530691821
ISBN-10: 1530691826

# Inhaltsverzeichnis

# Einführung

## Der Thermomix TM5

Der Thermomix ist ein multifunktionales Küchengerät, in dem ein Dampfgarer, ein Knethaken, Kochtopf, Mixer, Rührgerät, Schnitzler sowie eine Waage integriert sind. Mit dem neuen Thermomix TM5 werden Sie in die Lage versetzt, auf unglaublich schnelle Weise Ihre Nahrungsmittel zuzubereiten. Sie sparen jedoch nicht nur Zeit, sondern auch noch viel Energie. Trotzdem ist der Thermomix ein sehr leistungsstarkes und topaktuelles Gerät, das in kaum einer Küche mehr fehlen sollte.

## Ohne großen Zeitaufwand leckere Gerichte kochen mit dem Thermomix

Der Thermomix TM5 bietet Ihnen insgesamt zwölf Funktionen in nur einem einzigen Gerät:

- Erhitzen von Speisen
- Dampfgaren
- Wiegen
- Mixen
- Kochen
- Emulgieren
- Kneten
- Schlagen
- Rühren
- Mahlen
- Zerkleinern
- Vermischen

Hierzu müssen Sie nicht erst eine vorhandene Küchenmaschine umrüsten oder ergänzen. Der

Thermomix bringt alles mit, was Sie in einer modernen Küche benötigen.

Mithilfe der Guided-Cooking-Funktion sind sogar Anfänger, die bislang noch keine Erfahrung mit dem Thermomix hatten, in der Lage, auf schnelle und unkomplizierte Weise fast jedes Gericht nach Rezept zuzubereiten. Der mitgelieferte Rezept-Chip wird einfach mit dem Thermomix TM5 verbunden. Anschließend erscheint auf dem Touchscreen eine einfache Schritt-für-Schritt-Anleitung, die es nur noch zu befolgen gilt. Es müssen einzig die benötigten Zutaten hinzugefügt werden. Der Thermomix TM5 stellt die benötigten Temperaturen und Zeiten vollkommen selbstständig ein.

## Die Kosten eines Thermomix

Der neue Thermomix TM5 kostet rund 1109 Euro. Das ist zwar vergleichsweise relativ teuer, bringt jedoch auch einige Vorteile gegenüber den Vorgängermodellen mit sich. So sorgt ein farbiges Display für mehr Komfort und erleichtert die Bedienung des Küchengeräts enorm. Ferner steht Ihnen eine ergänzende Rezeptbibliothek zur Verfügung.

In der Zwischenzeit hat sich der TM5 auch bereits so weit etabliert, dass sich zahlreiche Rezepte online in Communities finden lassen. Auch Youtube hält einiges von seinen Nutzern bereit. Aber der Thermomix selbst verfügt ebenfalls über Möglichkeiten, aus einem großen Fundus zahlreicher Rezepte auf dem Chip auszuwählen. Darüber hinaus lohnt es sich auch, gelegentlich einmal seiner eigenen Kreativität freien Lauf zu lassen und eigene Gerichte zu kreieren.

## Für welchen Personenkreis sich der Thermomix eignet

Das neuartige Küchengerät eignet sich hervorragend für alle Back- und Kochfreunde, die ein gutes Resultat erzielen möchten. Insbesondere die angeleiteten Vorgänge lassen schnelle erste Erfolge sichtbar werden. Ein köstlicher Rohkostsalat ist ebenso schnell hergestellt wie ein Sonntagskuchen – und dies innerhalb weniger Minuten.

Ganz besonders junge Familien werden von dem Thermomix begeistert sein. Diese haben in der Regel kaum genug Zeit, zwischen Job und Familie auch noch ausgiebig Gerichte am Herd zu kochen. Dabei spielt in unserer heutigen Zeit eine gesunde Ernährung mit frischen Zutaten und selbst zubereiteten Mahlzeiten eine enorm wichtige Rolle.

Aber auch kleinere Haushalte, in denen sich gesundheitsbewusst ernährt wird, profitieren vom Thermomix TM5. Größere Mengen werden schnell zubereitet und können in einzelnen Portionen tiefgekühlt aufbewahrt werden.

## Die gesunde Ernährung mit Low-Carb

Wenn Sie sich mithilfe von Low-Carb gesund ernähren möchten, müssen Sie wissen, dass es sich hierbei um eine langfristige Umstellung der bisherigen Ernährungsgewohnheiten handelt.

Bei der Low-Carb-Ernährung wird im weitesten Sinne auf den Verzehr von Kohlenhydraten verzichtet. Der Verzicht auf Brot, Kartoffeln, Reis und Nudeln findet seinen Ausgleich in einem Mehr an Fett und Eiweiß.

Wer bislang mit der Low-Carb-Ernährung noch keine Erfahrungen gemacht hat, der sollte vor dem Beginn der Ernährungsumstellung zunächst seinen Arzt konsultieren.

Viele Menschen meinen, bei einer Low-Carb-Ernährung auf vieles verzichten zu müssen. Dies ist jedoch ein bedauerlicher Irrglaube. Im Großen und Ganzen wird auf nichts verzichtet. Es kann auch während der Low-Carb-Ernährung all jenes gegessen werden, was vorher gern verzehrt worden ist. Einzig die Mengen werden einer Änderung unterzogen. Ferner ist auch eine Änderung der Kohlenhydratqualität erforderlich, was jedoch nicht mit einem Verzicht gleichzusetzen ist.

Personen, die sich vor der Umstellung ihrer Ernährung ausschließlich durch Süßigkeiten, Pasta, Brot, Pizza und Müsli ernährt haben, werden nach ihrer Umstellung allerdings einen großen Heißhunger auf diese Produkte verspüren. Diesen können Sie mithilfe kleinerer Portionen kompensieren. Auch für diese bisherigen Produkte gibt es im Rahmen der Low-Carb-Ernährung Produkte, sodass kein unbedingter Verzicht auf Pizza, Brot und Co. notwendig wird. Einzig die bislang von Ihrem Körper gewohnten Mengen werden Sie hiermit nicht mehr erreichen. Mit Entzugserscheinungen ist trotzdem nicht zu rechnen.

Reis, Brot und Nudeln können auch während der Low-Carb-Ernährung weiterhin verzehrt werden – allerdings müssen die Mengen reduziert werden, respektive die Intervalle größer werden. Im Verlaufe der weiteren Low-Carb-Ernährung werden Sie verspüren, dass Ihr Bedarf nach fettem Käse oder gebuttertem Gemüse sich immer mehr verringert – ohne jedoch auf die geliebten

Nahrungsmittel gänzlich verzichten zu müssen.

Ist das Verlangen doch einmal zu groß, suchen Sie sich am besten ein passendes Low-Carb-Pendant.

Im Folgenden haben wir Ihnen 100 unserer besten Low-Carb-Rezepte für Ihren Thermomix zusammengestellt. Wir wünschen Ihnen viel Spaß beim Ausprobieren der Rezepte und einen guten Appetit!

# Rezepte

# Brot und Brötchen

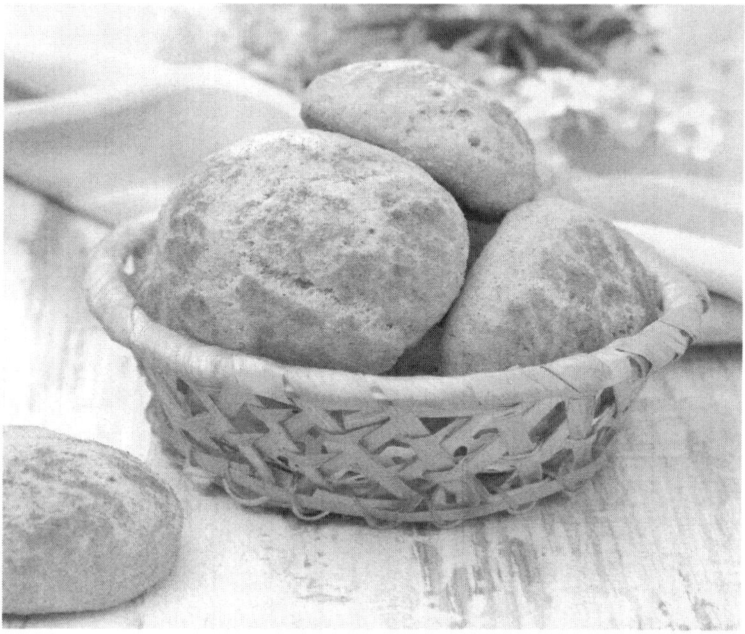

## *Körner-Brot vegan*

pro Brot Kcal 1922 | Eiweiß 219,7 g | Fett 91,1 g | Kohlenhydrate 42,3 g
**pro 100 g Eiweiß 62,2 g | Fett 25,8 g | Kohlenhydrate 12 g**

### Zutaten
400 ml Wasser
200 g Weizengluten
100 g Sojamehl, entölt
16 g Trockenhefe
1 TL Salz
1 TL Erythrit
40 g Kürbiskerne
40 g Sonnenblumenkerne
40 g Sesam
40 g Leinsamen
Brotgewürz nach Belieben

### Zubereitung
- Backofen auf 160° C vorheizen.
- Sojamehl, Weizengluten mit der Hefe und allen Körnern in den TM geben.
- Salz, Erythrit und nach und nach das Wasser zufügen.
- Alle Zutaten auf Stufe 3 mit Thermomix oder Knetteigstufe 1-2 Minuten vermengen.
- Teig in eine Brotbackform geben und auf mittlerer Ebene 40 Minuten backen.

## *Knäckebrot mit Sesamsaaten*

**pro Portion** Kcal 1076 | Eiweiß 37,5 g | Fett 92,6 g | Kohlenhydrate 15 g
1 Brot

### Zutaten
65 g Leinsamen
80 g Sesamsaaten
55 g Sonnenblumenkerne
50 ml Wasser

### Zubereitung
- Im Mix-Topf zuerst die Sonnenblumenkerne auf Stufe 10 etwa 10 Sekunden fein mahlen.
- Sesamkörner und Leinsamen hinzufügen, 5 Sekunden auf Stufe 6 schroten.
- Wasser hinzugeben, alles mit Stufe 6 etwa 20 Sekunden gut vermischen.
- Flache Fladen aus dem Teig formen und zwischen Backpapier so dünn wie möglich ausrollen.
- Fladen in Stücke schneiden.
- Im Backofen bei 170° C etwa 20 Minuten kross backen.

## *Eiweißbrot*

**pro Portion** Kcal 2528 | Eiweiß 84 g | Fett 232 g | Kohlenhydrate 7,3 g
1 Brot

**Zutaten**
2 Eier
5 Eiweiß
275 g Leinsamen
5 EL Olivenöl
1 TL Backpulver
Salz

**Zubereitung**

- Backrohr auf 200 ° C vorheizen, Brotform mit Backpapier auslegen.
- Leinsamen im Mix-Topf fein mahlen (10 Sekunden/Stufe 10) und umfüllen.
- Eiweiß und Eier im Mix-Topf schaumig schlagen, etwa 4 Minuten auf Stufe 4.
- Backpulver, Salz, Wasser und Leinsamen zum Eierschaum geben und alles vermengen (10 Sekunden/Stufe 4).
- Zuletzt das Olivenöl etwa 10 Sekunden unterrühren.
- Brotteig etwa 30 Minuten backen und auskühlen lassen.

## *Leinsamen-Sojaquarkbrot mit Mandeln*

**pro Portion** Kcal 2665 | Eiweiß 310 g | Fett 143 g | Kohlenhydrate 15 g
1 Brot

**Zutaten**
6 Eier
100 g gemahlene Mandeln
225 g Sojaquark
100 g Leinsamen, geschrotet
1 Pck. Weinstein-Backpulver
Salz

**Zubereitung**

- Eier, Quark, Salz und Backpulver in den TM geben, etwa 30 Sekunden bei Stufe 4 vermengen.
- Leinsamen und gemahlene Mandeln hinzufügen (Stufe 3/30 Sekunden) und gut verrühren.
- Backofen auf 150° C vorheizen.
- Teig in eine Kastenform (20-26 cm) geben und ca. 90 Minuten backen. (Brotform nach Bedarf mit Backpapier auslegen).

## *Focaccia mit Oliven und Parmesan*

**pro Portion** Kcal 1275 | Eiweiß 17 g | Fett 127 g | Kohlenhydrate 6 g
1 Portion

**Zutaten**
½ Tasse Leinsamenmehl
1 Ei
4 EL Wasser
1 EL Tasse Olivenöl
1 EL Tasse geröstete Sesamkerne
¼ TL Backpulver
¼ TL Knoblauchsalz
Pfeffer
15 g geriebener Parmesan
40 g Oliven, in Scheiben geschnitten

**Zubereitung**
- Im Mix-Topf das Ei schaumig schlagen (4 Minuten auf Stufe 4).
- Übrige Zutaten –mit Ausnahme der Oliven – unterrühren.
- Teig ein paar Minuten ruhen lassen.
- Teig in einer ofenfesten Form (Pfanne) gleichmäßig verteilen.
- Geschnittene Oliven darüberstreuen.
- Focaccia ungefähr 20 Minuten bei 180° C backen.

## *Eiweißbrötchen mit Kräutern*

**pro 100 g** Kcal 54 | Eiweiß 9,4 g | Fett 0,2 g | Kohlenhydrate 4,0 g
1 Portion

**Zutaten**
10 g Weizenkleie
½ TL Backpulver
75 ml Eiklar
Salz
Kräuter nach Wahl

**Zubereitung**

- Backblech mit Backpapier auslegen und Backrohr auf 200° C Umluft vorheizen.
- Eiklar im TM steif schlagen.
- Backpulver, Kräuter nach Geschmack und Weizenkleie hinzufügen und verrühren.
- Mithilfe von zwei Esslöffeln kleine Häufchen auf ein Backblech setzen.
- Brötchen etwa eine Viertelstunde backen.

## *Low-Carb-Brötchen*

**pro 100 g** Kcal 196 | Eiweiß 3,9 g | Fett 19,3 g | Kohlenhydrate 2,1 g
1 Portion

**Zutaten**
45 g Butter
70 g Magerquark
1 Ei
2 TL Johannisbrotkernmehl
5 g Natron
Salz
Zimt

**Zubereitung**
- Alle Zutaten im TM verrühren (Stufe 1-2).
- Brötchen auf ein mit Backpapier belegtes Backblech setzen.
- Backofen auf 180° C vorheizen und Brötchen ca. 20 Minuten backen.

## *Sonntags-Brötchen mit Vanille*

**pro 100 g** Kcal 70 | Eiweiß 9,7 g | Fett 0,4 g | Kohlenhydrate 7,2 g
1 Portion

**Zutaten**
15 g Whey-Vanille
50 ml Eiklar
½ TL Zimt
1 Msp. Natron
Proteinpulver
Süße nach Wahl

**Zubereitung**

- Eiweiß im Mix-Topf steif schlagen.
- Natron, Zimt und Proteinpulver unter Rühren hinzufügen.
- Mit einem Löffel 2-3 Brötchen auf ein Backblech legen (Blech mit Papier auslegen).
- 15 Minuten bei 200° C im vorgeheizten Ofen backen.

## *Rustikale Brötchen mit Käse und Salami*

**pro 100 g** Kcal 347 | Eiweiß 14,1 g | Fett 31,6 g | Kohlenhydrate 3,8 g
1 Portion

**Zutaten**
5 TL Olivenöl
3 EL Sojadrink, ungesüßt
80 g Magerquark
50 g Mandeln, gemahlen
50 g Käse, geraspelt
50 g Salami
35 g Röstzwiebeln
2 EL Sojamehl
½ EL Weizenkleie
½ EL Mehl
1 TL Backpulver
1 Prise Salz
n.B. Chili aus der Mühle
n.B. Kräutermischung TK

**Zubereitung**

- Backrohr vorheizen (175° C) und Blech mit Backpapier auslegen.
- Quark mit Sojadrink und Öl im TM glatt rühren (Stufe 1).
- Nach und nach Weizenkleie, Sojamehl, Mehl, Mandeln, Backpulver, Salz und nach Geschmack Kräuter und Chili hinzugeben.
- Zum Schluss die Salamiwürfel, Zwiebel und Streukäse unterheben.
- Aus der Masse ca. 5 flache Brötchen formen.
- Im Backofen ca. 25 Minuten goldbraun backen.

## *Brötchen mit Mandeln*

**pro 100 g** Kcal 263 | Eiweiß 11,2 g | Fett 22,6 g | Kohlenhydrate 7,5 g
1 Portion

**Zutaten**
75 g Mandeln, gemahlen
2 Eiklar
2 TL Haferflocken
1 TL Trockenhefe
Salz

**Zubereitung**

- Eiweiß mit Salz im TM steif schlagen.
- Backofen auf 175° C vorheizen, Backpapier auf das Blech legen.
- Haferflocken und Hefe unterheben.
- Kleine Kleckse auf das Backblech setzen und für gut 17 Minuten backen.

# Aufstriche

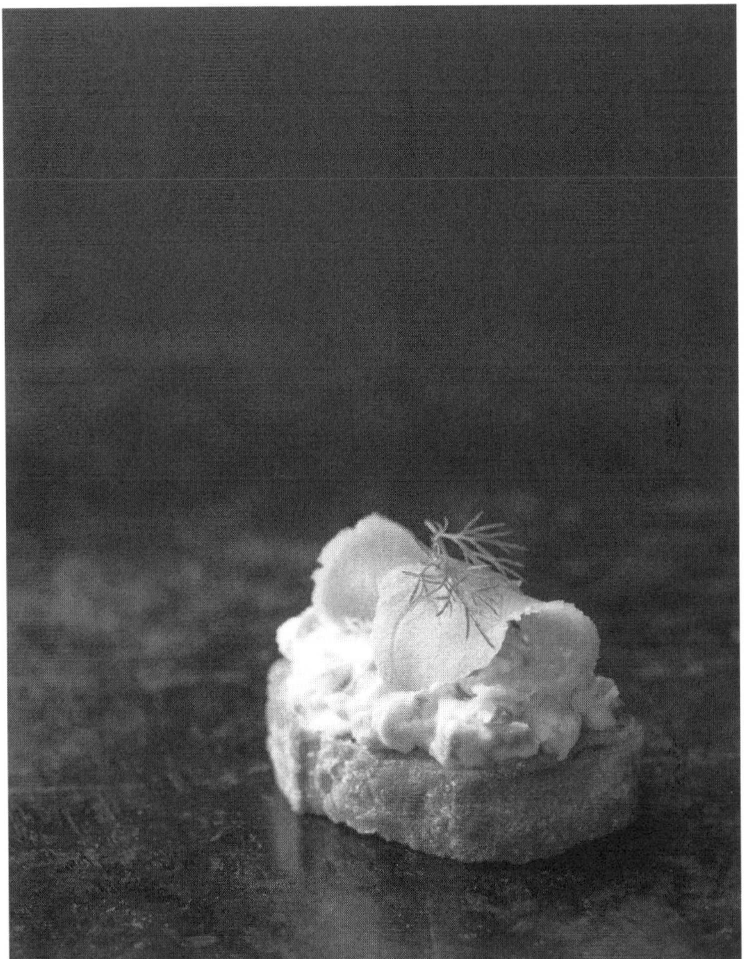

## *Kohlenhydratarmer Dip mit Hüttenkäse*

**pro 100 g** Kcal 79 | Eiweiß 6,7 g | Fett 4,3 g | Kohlenhydrate 2,9 g
1 Portion

**Zutaten**
3 Tomaten (getrocknet)
½ TL Olivenöl
¼ Zwiebel
1 Knoblauchzehe
½ Becher Hüttenkäse
½ EL Salatkräuter
Pfeffer, Salz

**Zubereitung**

- Im Thermomix auf Stufe 8 werden die Zwiebel, der Knoblauch und die getrockneten Tomaten gemixt.
- Alles wird mit dem Spatel heruntergerieben.
- Salz, Pfeffer und Hüttenkäse, das Öl und die Kräutermischung werden für 20 Sekunden auf Stufe 5 gemixt.

## *Low-Carb-Dip mit Feta und Gurken*

**pro 100 g** Kcal 221 | Eiweiß 25,7 g | Fett 9,7 g | Kohlenhydrate 6,3 g
1 Portion

**Zutaten**
50 g Feta
130 g Magerquark
½ kleine Gurke
¼ TL Zitronensaft
¼ Knoblauchzehe
Pfeffer, Salz

**Zubereitung**

- Das Stück Gurke wird geschält und es werden die Kerne entfernt. Das Stückchen wird grob geschnitten.
- Die Knoblauchzehe wird geschält und der Feta wird grob gewürfelt.
- Nun werden die Gurke und der Knoblauch in den Mixbecher gegeben und für 5 Sekunden auf Stufe 4 zerkleinert.
- Jetzt können die restlichen Zutaten hinzugegeben werden. Im Thermomix auf Stufe 3 werden sie so lange verrührt, bis alles vermengt ist.
- Nun wird alles noch mit Salz und Pfeffer abgeschmeckt.

## *Köstlicher Dip, süß und scharf*

**pro 100 g** Kcal 222 | Eiweiß 2,0 g | Fett 19,8 g | Kohlenhydrate 7,3 g
1 Portion

### Zutaten
milder Senf
½ Prise Cayennepfeffer
65 g Crème fraîche
Salz

### Zubereitung
Alle Zutaten werden in den Mixbecher gegeben und für 10 Sekunden auf Stufe 3 vermengt. Fertig ist der leckere Dip.

## *Knoblauch-Dip*

**pro 100 g** Kcal 204 | Eiweiß 2,0 g | Fett 19,2 g | Kohlenhydrate 4,1 g
1 Portion

**Zutaten**
1 TL Ketchup
2 EL Mayonnaise
2 EL Crème fraîche
2 EL Natur-Joghurt (fettarm)
½ Knoblauchzehe

**Zubereitung**

- Als Erstes wird der Knoblauch in den Mix-Topf gegeben und für 5 Sekunden auf Turbo zerkleinert.
- Danach werden die restlichen Zutaten hinzugegeben und für 5 Sekunden auf Stufe 4 verrührt.

## *Kohlenhydratarmer Thunfisch-Dip*

**pro 100 g** Kcal 327 | Eiweiß 49 g | Fett 8 g | Kohlenhydrate 12,8 g
1 Portion

**Zutaten**
1 kleine Zwiebel (halbiert)
180 g Frischkäse (light)
1 Dose Thunfisch (abgetropft)
½ Paprika (gelb)
½ Paprika (rot)
Pfeffer, Salz

**Zubereitung**
- Die Zwiebelhälften werden in den Mix-Topf gegeben.
- Für 5 Sekunden werden sie auf Stufe 5 zerkleinert.
- Dann wird alles mit dem Spatel nach unten geschoben.
- Die Paprikastücke werden nun für 5 Sekunden auf Stufe 4 im Mix-Topf zerkleinert.
- Nun werden Frischkäse, Thunfisch, Salz und Pfeffer in den Mix-Topf gegeben.
- Für 10 Sekunden werden die Zutaten auf Stufe 4 Linkslauf vermischt.

## *Kräuter-Dip mit Tomaten und Frischkäse*

**pro 100 g** Kcal 134 | Eiweiß 5,7 g | Fett 9,5 g | Kohlenhydrate 5,3 g
1 Portion

**Zutaten**
10 g Zwiebel
10 g Tomatenmark
5 g Kräuter
20 g Frischkäse (körnig)
10 g Tomaten (getrocknet)
20 g Schmand
Pfeffer, Kräutersalz

**Zubereitung**

- Die Zwiebel und die Kräuter werden in den Mix-Topf gegeben und für 5 Sekunden auf Stufe 8 zerkleinert. Dann wird alles mit dem Spatel nach unten geschoben und erneut für 5 Sekunden auf Stufe 8 zerkleinert. Wieder wird alles mit dem Spatel nach unten geschoben.
- Nun werden die getrockneten Tomaten in den Mix-Topf gegeben und für 5 Sekunden auf Stufe 8 zerkleinert.
- Frischkäse, Schmand, Tomatenmark, Salz und Pfeffer werden dazugegeben und für 12 Sekunden auf Stufe 3 verrührt.

## *Tomaten-Dip*

**pro 100 g** Kcal 90 | Eiweiß 5,1 g | Fett 5,4 g | Kohlenhydrate 4,5 g
1 Portion

**Zutaten**
10 g Tomaten (getrocknet, in Öl)
50 g Frischkäse
¼ Zwiebel
¼ Knoblauchzehe
5 g Tomatenmark
5 g Kräuter (italienisch, gehackt)
Pfeffer, Salz

**Zubereitung**
- Der Knoblauch und die Zwiebeln werden für 6 Sekunden auf Stufe 5 zerkleinert.
- Alles wird mit dem Spatel heruntergeschoben.
- Tomaten hinzufügen – wieder 6 Sekunden auf Stufe 5.
- Danach mit dem Spatel nach unten schieben.
- Alle anderen Zutaten hinzufügen und für 10 Sekunden auf Stufe 4 zu einer Creme rühren.

## *Blumenkohl-Dip*

**pro 100 g** Kcal 305 | Eiweiß 15 g | Fett 22,4 g | Kohlenhydrate 8,4 g
1 Portion

**Zutaten**
5 g Knoblauch
120 g Blumenkohl
50 g Frischkäse
50 g Schmand
40 ml Wasser
Salz, Pfeffer

**Zubereitung**

- Wasser wird in den Mix-Topf gegeben.
- Blumenkohl im Garkörbchen einwiegen. Dann 19 Minuten bei 100° C auf Stufe 3 kochen lassen.
- Dann wird der Blumenkohl beiseite gestellt.
- Der Knoblauch wird nun für 6 Sekunden auf Stufe 5 zerkleinert.
- Danach mit dem Spatel nach unten schieben und den Blumenkohl dazugeben. Alles für 15 Sekunden auf Stufe 3 zerkleinern.
- Wieder wird alles mit dem Spatel nach unten geschoben.
- Nun kommen Salz, Pfeffer, Schmand und Frischkäse hinzu. Alles für 45 Sekunden auf Stufe 2,5 vermengen. Dann umfüllen und abkühlen lassen.

## *Möhren-Dip*

**pro 100 g** Kcal 328 | Eiweiß 8,2 g | Fett 26,4 g | Kohlenhydrate 11,9 g
1 Portion

**Zutaten**
40 g Tomatenmark
25 g Butter
20 g Gouda
60 g Möhren
¼ Knoblauchzehe
¼ Zwiebel
Salz, Pfeffer

**Zubereitung**
- Knoblauch und Zwiebel werden für 3 Sekunden auf Stufe 5 zerkleinert.
- Nach dem Herunterschieben mit dem Spatel noch einmal 5 Minuten Varoma Stufe 1.
- Nun werden die Möhren für 6 Sekunden auf Stufe 6 hinzugegeben und zerkleinert.
- Salz, Pfeffer, Tomatenmark und Käse werden hinzugefügt und bei 100° C Stufe 1 für 5 Minuten gegart.
- Butter dazugeben und für 20 Sekunden auf Stufe 3 verrühren lassen.

## *Italienischer Dip*

**pro 100 g** Kcal 170 | Eiweiß 5,2 g | Fett 14,7 g | Kohlenhydrate 2,9 g
1 Portion

**Zutaten**
20 g Pesto rosso
20 g Frischkäse
Pfeffer, Salz
Zitronensaft nach Bedarf

**Zubereitung**
- Alle Zutaten kommen in den Mix-Topf.
- Für 15 Sekunden wird alles auf Stufe 4 verrührt.

# Suppen

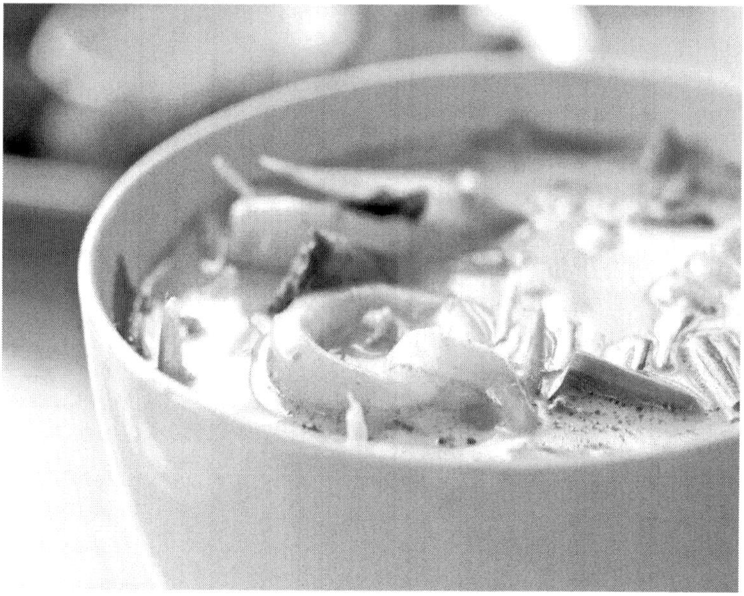

## *Cremige rote Linsensuppe*

**pro 100 g** Kcal 111 | Eiweiß 6,4 g | Fett 2,6 g | Kohlenhydrate 14,8 g
1 Portion

**Zutaten**
½ TL Öl
½ Knoblauchzehe (klein)
125 ml Gemüsebrühe
½ Schalotte
20 g rote Linsen
30 ml ungesüßte Kokosmilch
Koriander
Salz, Cayennepfeffer
Petersilienblättchen
Zitronensaft-Spritzer

**Zubereitung**

- Schalotte und Knoblauch werden geschält und für 5 Sekunden auf Stufe 5 gehackt.
- Nun wird Öl dazugegeben. Für 2 Minuten Varoma Stufe 1 wird alles gedünstet.
- Jetzt werden die roten Linsen dazugegeben. Für 1 Minute Varoma Stufe 1 wird alles gedünstet.
- In den Mix-Topf kommt die Gemüsebrühe. Sie wird mit Koriander und Pfeffer gewürzt. Für 15 Minuten Stufe 1 (100° C) wird sie gegart.
- Nun wird die Suppe auf Stufe 8 bis 10 püriert.
- Es wird nun Kokosmilch dazugegeben und nochmals für 1 Minute bei 100° C auf Stufe 1 aufgekocht.
- Zum Schluss wird alles noch mit Salz, Pfeffer, Zitronensaft und Cayennepfeffer abgeschmeckt und mit Petersilie bestreut.

## *Kohlenhydratarme Selleriesuppe*

**pro 100 g** Kcal 156 | Eiweiß 2,9 g | Fett 13,4 g | Kohlenhydrate 4,7 g
1 Portion

**Zutaten**
5 g Butter
½ TL klare Brühe
170 ml Wasser
½ Eigelb
30 ml Sahne
1 Prise Muskat
Salz, Pfeffer
60 g Sellerie (Staude)

**Zubereitung**

- Zuerst kommt die Zwiebel in den Mix-Topf. Für 15 Sekunden wird sie auf Stufe 1 zerhackt.
- Nun wird alles mit dem Spatel heruntergeschoben.
- Nach dem Hinzufügen der Butter wird alles für 1 Minute auf Stufe 1 gedünstet.
- Zwischenzeitlich wird der Sellerie geputzt und in Stücke geschnitten. In den Mix-Topf kommen dann Wasser, Sellerie und Brühe. Für 20 Minuten bei 100° C wird alles gegart.
- Das halbe Eigelb wird mit den Gewürzen und der Sahne vermischt. Nun wird die Suppe auf Stufe 10 für 30 Sekunden gemixt.
- Zum Schluss wird die Eiersahne hinzugefügt und für 1 Minute auf Stufe 1 gemixt.

## *Thermomix-Suppe mit Tomaten und Feta*

**pro 100 g** Kcal 589 | Eiweiß 28,2 g | Fett 44,3 g | Kohlenhydrate 14,9 g
1 Portion

**Zutaten**
30 ml Wasser
1 EL Öl
30 g Schinken (gewürfelt)
100 g Tomaten (geviertelt)
130 g passierte Tomaten
20 g Tomatenmark
¼ Zwiebel
etwas Rosmarin
etwas Thymian
100 g Feta
50 g Sahne
5 g Gemüsebrühe (Pulver)
Salz, Pfeffer

**Zubereitung**

- Zuerst kommt die Zwiebel in den Mix-Topf. Für 5 Sekunden wird sie auf Stufe 10 zerkleinert.
- Nun werden Öl und gewürfelter Schinken dazugegeben und für 4 Minuten bei 100° C auf Stufe 1 angedünstet.
- Wasser, Gemüsebrühe, Gewürze und alle Tomatenzutaten kommen in den Mix-Topf und werden 15 Minuten bei 100° C auf Stufe 1 gekocht.
- Zum Schluss werden der grob gewürfelte Feta und die Sahne dazugegeben. Alles wird 15 Sekunden lang auf Stufe 10 zerkleinert.
- Nochmals alles für 5 Minuten bei 100° C auf Stufe 1 kochen lassen.

## *Leckere Lauchcremesuppe*

**pro 100 g** Kcal 270 | Eiweiß 6,9 g | Fett 19,7 g | Kohlenhydrate 14,4 g
1 Portion

### Zutaten
75 ml Milch (fettarm)
70 g Lauch (in Streifen geschnitten)
10 g Butter
1 TL Speisestärke
15 g Schmelzkäse
Salz, Pfeffer
etwas Muskat
etwas Paprikapulver
25 g Sahne
125 ml Gemüsebrühe
Schnittlauch (zum Streuen)

### Zubereitung
- Der Lauch wird in den Garaufsatz gegeben.
- Die Brühe wird in den Mix-Topf gefüllt. Dann wird der Gareinsatz mit dem Lauch hereingesetzt. Alles wird für 15 Minuten auf Stufe 1 Varoma gegart.
- Mit dem Spatel wird der Garaufsatz herausgenommen. Nun wird die Speisestärke zur Brühe gegeben und für 5 Sekunden auf Stufe 5 vermischt.
- Jetzt wird die Hälfte des Lauchs zur Brühe hinzugefügt. Die andere Hälfte wird in eine Terrine gegeben. Es werden Butter, Milch, Sahne und Gewürze hinzugefügt und alles für 6 Minuten auf Stufe 1 bei 100° C gegart. Etwa 2 Minuten vor Ablauf der Garzeit wird der Schmelzkäse hinzugegeben. Es kann eventuell

nachgewürzt werden.

- Nun kommt alles zum Lauch in die Terrine. Beim Servieren kann die Suppe mit Schnittlauch verziert werden.

### *Griechische Paprika-Cremesuppe*

**pro 100 g** Kcal 176 | Eiweiß 6,8 g | Fett 12,9 g | Kohlenhydrate 7,0 g
1 Portion

**Zutaten**
125 ml Wasser
¼ Knoblauchzehe
¼ Zwiebel
5 g Butter
½ Stück Paprika (rot)
20 g rote Linsen
5 g Tomatenmark
1 Prise Oregano
1 Prise Rosmarin
Pfeffer
2 EL Sahne
25 g Schafskäse
10 g gewürfelter Schinken
5 g Speisestärke

**Zubereitung**

- Zwiebel und Knoblauch werden geschält und für 3 Sekunden auf Stufe 7 im Mix-Topf gehackt.
- Nun wird Butter dazugegeben. Für 3 Minuten auf Stufe 2 bei 100° C wird alles angedünstet.
- Jetzt wird Paprika dazugegeben und für 5 Sekunden auf Stufe 7 zerkleinert. Nun wird alles mit dem Spatel nach unten geschoben.
- In den Mix-Topf kommen nun zusätzlich Wasser,

Tomatenmark, Kräuter und Pfeffer. Für 10 Minuten bei 100° C auf Stufe 1 wird alles gegart.
- Nun werden die Sahne, der Schinken und der Schafskäse hinzugefügt. Nochmals bei 100° C 10 Minuten lang auf Stufe 2 garen lassen.
- Jetzt kann die Speisestärke in etwas Wasser aufgelöst und hinzugefügt werden. Dies geschieht durch die offene Deckelöffnung. Es soll so viel Speisestärke hinzugefügt werden, bis die nötige Konsistenz erreicht ist.

## *Low-Carb-Blumenkohlsuppe*

**pro 100 g** Kcal 188 | Eiweiß 11,6 g | Fett 9 g | Kohlenhydrate 13,9 g
1 Portion

**Zutaten**
1 ½ TL Öl
¼ Knoblauchzehe (klein)
1 kleines Stück Blumenkohl
¼ Zwiebel
250 ml Gemüsebrühe
1 kleine Möhre
15 g Schmelzkäse
1 EL Sahne

**Zubereitung**

- Zwiebeln und Knoblauch werden geschält und für 5 bis 8 Sekunden auf Stufe 5 zerkleinert.
- Nun wird alles mit dem Spatel nach unten geschoben. Jetzt alles auf Stufe1 bei 100° C für 3 Minuten andünsten.
- Zwischenzeitlich den Blumenkohl zerkleinern und die Möhren schälen und halbieren. Mit der Brühe zusammen wird alles bei 100° C für 15 Minuten auf Stufe 2 gekocht.
- In den Mix-Topf werden nun der Schmelzkäse und die Sahne hinzugefügt. Alles 1 Minute lang stufenweise von Stufe 4 bis Stufe 8 pürieren. In eine Schüssel geben und eventuell mit Krabben servieren.

## *Kalorienarme Zucchinisuppe*

**pro 100 g** Kcal 520 | Eiweiß 8,1 g | Fett 46,3 g | Kohlenhydrate 13,6 g
1 Portion

**Zutaten**
200 ml Gemüsebrühe
225 g Zucchini (grob, in Stücken)
5 kleine Scheiben Zucchini (zum Garnieren)
40 g Sahne
15 g Butter
1 EL Olivenöl
1 Prise Muskatnuss
Salz, Pfeffer
1 TL Crème fraîche

**Zubereitung**

- Zuerst werden die Butter und die Zucchini für 7 Minuten auf Stufe 1 bei 100° C gedünstet.
- Dann wird die Gemüsebrühe hinzugegeben und für weitere 15 Minuten auf Stufe 1 bei 100° C mitgekocht. Die Suppe wird nun für 20 Sekunden auf Stufe 10 püriert.
- Jetzt werden Sahne, Pfeffer, Salz und Muskatnuss bei 100° C auf Stufe 3 für 1 Minute erwärmt.
- Die Suppe wird auf einem Teller serviert. 1 TL Crème fraîche wird mithilfe einer Gabel langsam eingerührt.
- Nun werden die Zucchini-Scheiben langsam in Olivenöl angebraten. Die Suppe wird damit garniert.

## *Gemüsecremesuppe*

**pro 100 g** Kcal 97 | Eiweiß 5,9 g | Fett 1,4 g | Kohlenhydrate 14,4 g
1 Portion

**Zutaten**
½ Blumenkohl
1 Frühlingszwiebel
330 ml Gemüsebrühe
½ Paprika (rot oder gelb)
1 Prise Curry
Salz, Pfeffer
Petersilie

**Zubereitung**

- Der halbe Blumenkohl wird in Röschen zerteilt und die halbe Paprika und die Frühlingszwiebel werden klein geschnitten.
- Nun gibt man das Gemüse und die Gemüsebrühe in den Mix-Topf. Es wird alles für 15 Minuten bei 100° C auf Stufe 2 gegart.
- Danach wird mit den Gewürzen abgeschmeckt.
- Nun wird die Suppe für 35 Sekunden von Stufe 4 auf Stufe 8 schrittweise ansteigend püriert.

## *Leckere Suppe mit Karotten und Mango*

**pro 100 g** Kcal 127 | Eiweiß 5,5 g | Fett 5,8 g | Kohlenhydrate 12,3 g
1 Portion

**Zutaten**
¼ Mango
¼ Orange
40 ml Kokosmilch
2 Garnelen
1 TL Olivenöl
1 TL Gemüsebrühe
175 ml Wasser
¼ Fenchel (klein)
100 g Karotten
1 Frühlingszwiebel

**Zubereitung**

- Als Erstes werden die Frühlingszwiebel, die Karotten und der Fenchel in den Mix-Topf gegeben. Für 5 Sekunden wird alles auf Stufe 5 zerkleinert.
- Nun wird 3 ml Olivenöl dazugegeben. Für 5 Minuten Varoma Stufe 1 wird alles gedünstet.
- Jetzt wird mit Wasser abgelöscht und mit der Gemüsebrühe gewürzt. Dann alles für 10 Minuten Varoma Stufe 1 kochen lassen.
- Die Mango-Stückchen, die ausgepresste Orange und die Kokosmilch werden zur Suppe dazugegeben. Alles wird für 20 Sekunden auf Stufe 8 püriert.
- Jetzt werden die Garnelen im restlichen Olivenöl für ca. 2 Minuten in der Pfanne angebraten. Sie werden zur Suppe serviert.

## *Köstliche Grießsuppe*

**pro 100 g** Kcal 240 | Eiweiß 2,4 g | Fett 20,8 g | Kohlenhydrate 9,0 g
1 Portion

**Zutaten**
2 EL Grieß
425 ml Wasser
1 EL Suppenpulver (alternativ 1 Brühwürfel)
25 g Butter
1 Prise Muskat
Salz
etwas Petersilie (gehackt)

**Zubereitung**

- Butter wird in den Mix-Topf gegeben. Man lässt sie für 2 Minuten Varoma auf Stufe 1 zerlaufen.
- Nun wird der Grieß hinzugefügt. Auf Stufe 1 Varoma wird der Grieß 3 Minuten lang geröstet. Öl dazugeben.
- Jetzt werden das Wasser, das Suppenpulver oder der Brühwürfel und die Petersilie in den Mix-Topf dazugegeben. Alles wird für 10 Minuten auf Stufe 1 bei 90° C gekocht.
- Zum Schluss wird alles noch mit Salz und Muskat abgeschmeckt.

## *Cremige Suppe mit Zucchini*

**pro 100 g** Kcal 77 | Eiweiß 4,8 g | Fett 0,9 g | Kohlenhydrate 12,0 g
1 Portion

**Zutaten**
1 Knoblauchzehe
¼ Zwiebel
¼ Tomate
¼ Zucchini
80 ml Milch
¼ Chilischote
1 Blatt Basilikum
¼ TL Brühe, instant
¼ Bund Petersilie
Je ¼ TL Muskat, Cayennepfeffer, Currypulver, Zitronensaft

**Zubereitung**

- Zuerst werden die Tomate, die Zwiebel und die Zucchini in Stücke geschnitten. Dann kommen sie in den Mix-Topf. Dazu werden die Knoblauchzehe und die Milch gegeben. Nun wird alles für 1 Minute auf Stufe 10 püriert.
- Nun wird die gesamte Masse 12 Minuten lang auf Stufe 5 bei 100° C gekocht.
- Jetzt werden die Chilischote, die Petersilie und das Basilikumblatt klein gehackt und in den Mix-Topf dazugegeben.
- Nun werden die restlichen Zutaten in den Mix-Topf hinzugegeben.
  Für weitere 5 Minuten auf Stufe 5 bei 100° C wird alles gekocht.

## *Köstliche Tomaten-Kokos-Suppe*

**pro 100 g** Kcal 95 | Eiweiß 2,6 g | Fett 4,6 g | Kohlenhydrate 10,1 g
1 Portion

**Zutaten**
65 ml Kokosmilch (cremig)
½ TL Kokosöl (Bio)
135 g Tomaten
¼ Zwiebel
35 ml Gemüsebrühe
¼ rote Chili (mild)
Salz, Pfeffer
1 TL Kokosraspeln
einige Chia-Samen
¼ Frühlingszwiebel

**Zubereitung**

- Die Zwiebel kommt für 5 Sekunden auf Stufe 5 in den Mix-Topf und wird zerkleinert. Alles wird mit dem Spatel nach unten geschoben.
- Nun wird das Kokosöl dazugegeben und für 5 Minuten bei 100° C auf Stufe 1 angeschwitzt.
- Jetzt werden die Tomaten, die Kokosmilch, Chili und die Gemüsebrühe hinzugefügt. Alles wird nun mit Salz und Pfeffer gewürzt. Auf Stufe 2 bei 100° C wird alles für 10 Minuten im Mix-Topf gekocht.
- Nun wird die Suppe auf Stufe 8 bis 10 püriert.
- Jetzt wird alles mit den Gewürzen abgeschmeckt. Außerdem werden die Kokosraspeln hinzugefügt. Alles wird für 5 Sekunden auf Stufe 8 vermischt.
- Die Suppe kann nun mit einigen Chia-Samen, Kokosraspeln und Frühlingszwiebel-Ringen serviert werden.

## *Leckere Romanesco-Suppe*

**pro 100 g** Kcal 111 | Eiweiß 6,4 g | Fett 2,6 g | Kohlenhydrate 14,8 g
1 Portion

**Zutaten**
150 ml Gemüsebrühe
¼ TL Sonnenblumenöl
¼ Knoblauchzehe
½ Zwiebel
125 g Romanesco (Röschen)
30 ml Milch (fettarm)
Salz, Pfeffer
1 EL Frischkäse

**Zubereitung**

- Zwiebel und Knoblauch werden in den Mix-Topf gegeben und für 6 Sekunden auf Stufe 5 zerkleinert. Alles wird nun mit dem Spatel nach unten geschoben.
- Nun wird Öl dazugegeben. Für 3 Minuten auf Stufe 1 bei 100° C wird alles gedünstet.
- Jetzt werden die Romanesco-Röschen, die Milch und die Gemüsebrühe hinzugegeben. Alles wird für 15 Minuten Varoma Stufe 1 gegart.
- Nun werden noch Salz, Pfeffer und Frischkäse zur Suppe hinzugegeben. Für 20 Sekunden auf Stufe 8 wird jetzt alles püriert. Nun noch alles abschmecken.

## *Fenchel-Karotten-Suppe*

**pro 100 g** Kcal 303 | Eiweiß 3,5 g | Fett 26,8 g | Kohlenhydrate 9,7 g
1 Portion

**Zutaten**
½ Zwiebel
90 ml Wasser
70 g Karotte
70 g Fenchel
½ EL Öl
¼ Brühwürfel (Gemüsebrühe klar)
35 g Sahne
1 Prise Koriander
Salz, Pfeffer
etwas Crème fraîche

**Zubereitung**

- Die Zwiebel kommt in den Mix-Topf und wird für 3 Sekunden auf Stufe 5 zerkleinert.
- Jetzt wird Öl zugefügt. Für 3 Minuten Varoma Stufe 2 wird alles gedünstet.
- In den Mix-Topf kommen nun der Fenchel und die Karotten. Für 30 Sekunden auf Stufe 4 wird alles zerkleinert. Danach wird alles für 5 Minuten Stufe 2 Varoma gedünstet.
- Nun wird Wasser und Gemüsebrühe hinzugefügt. Bei 100° C wird für 12 Minuten alles auf Stufe 2 geköchelt.
- Jetzt wird die Suppe 30 Sekunden lang stufenweise von Stufe 4 bis Stufe 8 püriert.
- Zum Schluss werden noch Sahne, Gewürze und Zucker hinzugefügt. Alles wird verrührt auf Stufe 4. Die Suppe wird vorm Servieren mit Crème fraîche und Fenchelspitzen verziert.

## *Leckere Möhren-Kohlrabi-Suppe*

**pro 100 g** Kcal 52 | Eiweiß 2,1 g | Fett 0,5 g | Kohlenhydrate 9,3 g
1 Portion

### Zutaten
225 ml Wasser
1 Möhre
1 Kohlrabi
1 Zwiebel
2 TL Zitronensaft
1 EL Gemüsebrühe
1 EL Milch (1,5 % Fett)
1 TL Majoran (gehäuft)

### Zubereitung
- Kohlrabi, Möhre und Zwiebel kommen grob geschnitten in den Mix-Topf. Für 5 Sekunden werden sie auf Stufe 5 zerkleinert. Mit dem Spatel wird nun alles heruntergeschoben. Danach wird alles für 3 Minuten auf Stufe 1 Varoma angedünstet (ohne Fett). 2 bis 3 EL beiseite nehmen vom Gemüse.
- Nun werden Wasser und Gemüsebrühe dazugegeben. Für 18 Minuten bei 100° C wird alles gegart.
- Jetzt wird alles für 20 Sekunden auf Stufe 8 püriert.
- In den Mix-Topf kommen jetzt auch die Milch und der Zitronensaft. Alles mit den Gewürzen abschmecken und servieren.
- Nun wird der Teller mit dem beiseite gestellten Gemüse garniert.

# Salate

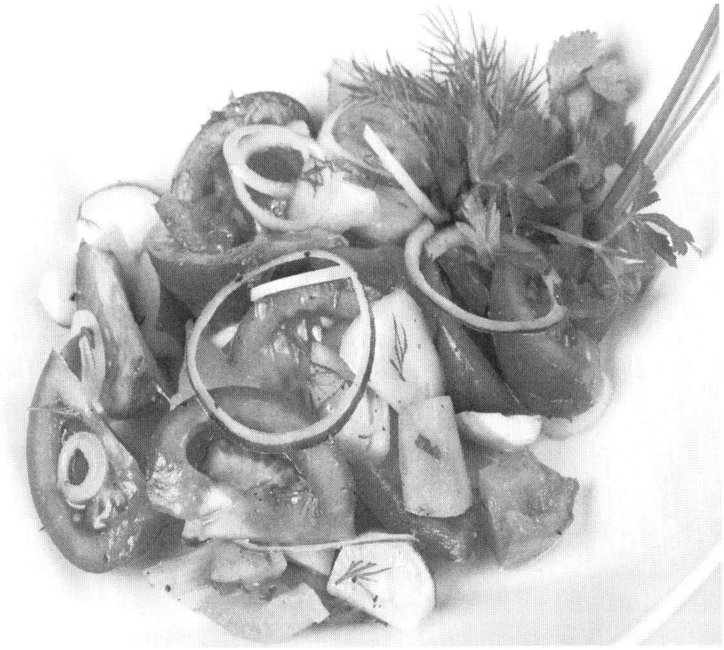

## *Erfrischender Sommersalat*

**pro Portion** Kcal 65 | Eiweiß 1,1 g | Fett 0,3 g | Kohlenhydrate 14,2 g
1 Portion

**Zutaten**
125 g Wassermelone
100 g Salatgurke ohne Schale
1 TL Puderzucker
1 TL Sonnenblumenöl
Crema all Aceto Balsamico
Salz, Pfeffer

**Zubereitung**
- Sämtliche Zutaten, außer dem Balsamico, in den Mix-Topf geben und für etwa 10 Sekunden auf Stufe 3 zerkleinern und mixen.
- Anschließend die Balsamico-Creme über den Salat geben.
- Bei Bedarf mit etwas Pfeffer abschmecken.

## *Wintersalat*

**pro Portion** Kcal 58,3 | Eiweiß 0,7 g | Fett 0,3 g | Kohlenhydrate 12,9 g
1 Portion

### Zutaten
1 TL Limettensaft
40 g Äpfel
60 g gestückelte Karotten
Spritzer Zitronensaft

### Zubereitung
- Die geschälten Karotten und Äpfel grob zerkleinern.
- Sämtliche Zutaten in den Mix-Topf geben, diesen geschlossen halten und auf Stufe 5 für 5 Sekunden zerkleinern.
- Nun die Masse mithilfe des Spatels herunterschieben, weitere 3 Sekunden auf Stufe 5 zerkleinern.

## *Kohlrabi-Rohkost*

**pro Portion** Kcal 452,6 | Eiweiß 14,5 g | Fett 37,5 g | Kohlenhydrate 10,7 g
1 Portion

**Zutaten**
1 kleiner Kohlrabi
1 EL Rapsöl
50 g Salatkerne
Kräuter
Salz

**Zubereitung**

- Die Salatkerne mit ein wenig Öl in einer beschichteten Pfanne anrösten.
- Den Kohlrabi auf Stufe 5 für 3 Sekunden im Mix-Topf geschlossen zerkleinern.
- Geben Sie nun die restlichen Zutaten hinzu und mischen Sie alles auf Stufe 3 für 10 Sekunden linkslaufend unter.

## *Salat Rot-Gelb*

**pro Portion** Kcal 149,7 | Eiweiß 1,6 g | Fett 10,1 g | Kohlenhydrate 12,1 g
1 Portion

**Zutaten**
½ Apfel
1 EL Rapsöl
1 EL Limettensaft
100 g rote Beete
Salz, Pfeffer
Süßstoff

**Zubereitung**

- Die rote Beete grob zerkleinern und anschließend in den Mix-Topf geben.
- Den geviertelten halben Apfel ebenfalls in den Mix-Topf geben.
- Die restlichen Zutaten dazugeben und den Messbecher einsetzen.
- Alles auf Stufe 4 für 5 Sekunden zerkleinern.
- Anschließend in eine Salatschüssel geben und kühl stellen.

# *Radieschen-Salat*

**pro Portion** Kcal 41,8 | Eiweiß 3,6 g | Fett 0,9 g | Kohlenhydrate 4,6 g
1 Portion

## Zutaten

½ Bund Radieschen
50 g fettarmer Joghurt, natur
Salz
1 TL Gemüsebrühe
10 g frische Schnittlauchröllchen

## Zubereitung

- Radieschen waschen und putzen, in den Mix-Topf geben. Große Radieschen evtl. halbieren.
- Schmand, Salz und Gemüsebrühe hinzugeben und 5 Sekunden/Stufe 5 zerkleinern. Schnittlauchröllchen untermischen und in eine Schüssel umfüllen.
- Der Rettichsalat geht genauso, den Rettich schälen und in Stücke schneiden, dann in den Mix-Topf geben und so fortfahren wie beschrieben.

## *Fruchtiger Gemüsesalat*

**pro Portion** Kcal 56,2 | Eiweiß 2,5 g | Fett 1,2 g | Kohlenhydrate 8,6 g
1 Portion

**Zutaten**
½ Orange
30 g Mais
100 g Porree
Pfeffer, Salz
Süßstoff

**Zubereitung**

- Den Porree in Ringe schneiden.
- Die halbe Orange entsaften, zusammen mit dem Mais in den Mix-Topf geben.
- Auf Stufe 1 für 10 Sekunden mischen. Anschließend mit Pfeffer, Salz und dem Süßstoff abschmecken.
- Die Porreeringe zur Masse hinzugeben.
- Den Salat 12 Stunden im Kühlschrank durchziehen lassen.

## *Salat Rot-Weiß*

**pro Portion** Kcal 70,2 | Eiweiß 2,5 g | Fett 2,5 g | Kohlenhydrate 8,9 g
1 Portion

### Zutaten
40 g Apfel
1 TL Öl
5 g Kürbiskerne
15 g Zucchini
25 g Karotten, geschnitten
25 g Blumenkohl, geschnitten
Kräutersalz, Pfeffer, Petersilie

### Zubereitung
- Sämtliche Zutaten in den Mix-Topf legen und auf Stufe 4,5 für 5 bis 7 Sekunden zerkleinern.
- Den fertigen Salat umgehend servieren.

## *Spritziger Salat*

**pro Portion** Kcal 179,0 | Eiweiß 1,9 g | Fett 15,2 g | Kohlenhydrate 7,4 g
1 Portion

**Zutaten**
½ Zwiebel
1,5 EL Rapsöl
25 g Essig
60 g Mineralwasser
100 g Weißkohl
Süßstoff nach Bedarf
Pfeffer, Salz

**Zubereitung**

- Den Weißkohl portionsweise auf Stufe 4 für etwa 12 Sekunden raspeln. Anschließend in eine Schüssel füllen.
- Zur letzten Portion die halbe Zwiebel hinzufügen.
- Die anderen Zutaten in den Mix-Topf geben und auf Stufe 3 für 1 Minute vermischen.
- Das Gemisch über den geraspelten Kohl geben, für 12 Stunden im Kühlschrank kühl stellen.
- Abschließend von der Flüssigkeit befreien und durchsieben.

## *Blaukraut*

**pro Portion** Kcal 78,7 | Eiweiß 3,6 g | Fett 0,4 g | Kohlenhydrate 8,6 g
1 Portion

**Zutaten**
1 EL Sonnenblumenöl
1 großes Brokkoliröschen
1 Knoblauchzehe
10 g Balsamico
70 g Zwiebeln
100 g Rotkraut
Salz
Salat-Kräutermischung nach Bedarf

**Zubereitung**

- Die geschälte Knoblauchzehe und Zwiebel für 3 Sekunden auf Stufe 8 im Mix-Topf zerkleinern.
- Die Kartoffeln auf Stufe 5 für 4 Sekunden zerkleinern.
- Letztlich die übrigen Zutaten in den Mix-Topf geben. Mithilfe des Spatels auf Stufe 5 für 5 Sekunden verrühren.
- Mit den Kräutern und dem Salz abschmecken und servieren.

## *Fruchtiger Rotkraut-Salat*

**pro Portion** Kcal 83,8 | Eiweiß 3,4 g | Fett 3,4 g | Kohlenhydrate 9,3 g
1 Portion

**Zutaten**
1 Clementine, geschält
1 TL Agavendicksaft
5 g Walnüsse
30 g Naturjoghurt
100 g Rotkohl
Salz, Pfeffer
Leinöl

**Zubereitung**

- Den Rotkohl und die Walnüsse in den Mix-Topf geschlossen geben. Setzen Sie nun den Messbecher sowie den Deckel auf.
- Mithilfe des Spatels auf Stufe 5 für 15 Sekunden herunterschieben.
- Die übrigen Zutaten in den Mix-Topf geben. Messbecher und Deckel aufsetzen. Alles auf Stufe 4 für 15 Sekunden vermischen.

# Vegetarische Gerichte

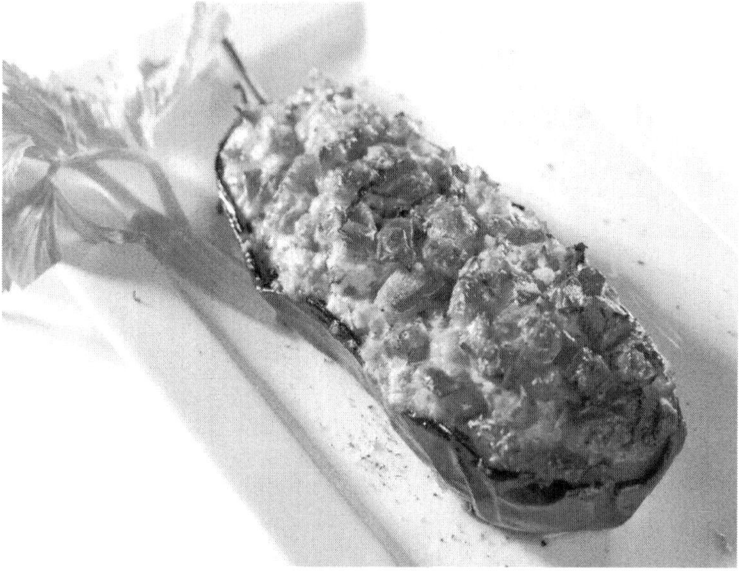

## *Eierkuchen mit Spargel und Basilikum*

**pro Portion** Kcal 283 | Eiweiß 16,1 g | Fett 21,4 g | Kohlenhydrate 4,4 g
1 Portion

### Zutaten

1 Ei
150 g Spargel (grün)
½ EL Olivenöl
1 TL Parmesankäse
¼ Bund Basilikum
¼ rote Chilischote
¼ Knoblauchzehe
1 Stiel Petersilie
Salz, Pfeffer

### Zubereitung

- Spargel waschen, schälen und die Enden abschneiden. Spargelstangen in etwa 3 cm lange Stücke schneiden.
- Chilischote längs halbieren und entkernen, Knoblauch schälen.
- Knoblauch und Chili im Mix-Topf klein hacken (Stufe 10, in Intervallen
- 1-2 Sekunden).
- Basilikum und Petersilie waschen und trocken tupfen. Einige Basilikumblätter beiseite legen.
- Öl in einer Pfanne erhitzen. Spargel darin unter Rühren bei mittlerer Hitze etwa 5 Minuten anbraten. Knoblauch und Chili zugeben und kurz mitbraten.
- Zuerst die Kräuter, dann den Parmesan im TM fein hacken (Stufe 10, in Intervallen). Eier zugeben und kurz vermischen (Stufe 4).
- Eiermischung mit Salz und Pfeffer würzen.

- Eier-Käse-Mischung über den Spargel gießen und zugedeckt bei kleiner Hitze in 8-10 Minuten stocken lassen.
- Omelett auf einen großen Teller stürzen und mit Basilikum garnieren.

## *Pizza*

**pro 100 g** Kcal 217 | Eiweiß 16 g | Fett 16 g | Kohlenhydrate 1 g
1 Portion

**Zutaten**
35 g Frischkäse, fettarm
35 g Parmesan, frisch gerieben
50 ml Tomatensoße
185 g Mozzarella
1 Ei
3 EL fettarme Schlagsahne
⅓ Knoblauchzehe

**Zubereitung**

- Backblech mit Öl ausstreichen, Ofen auf 180° C vorheizen.
- Mozzarella im TM in dünne Scheiben schneiden.
- Käsestücke dicht auf das Blech legen.
- Parmesan in groben Stücken in den Mix-Topf geben und fein mahlen (Stufe 10).
- Eier, Frischkäse, Sahne und Knoblauch hinzufügen und vermengen
- (10 Sekunden/Stufe 4).
- Eier-Käse-Masse über den Mozzarella gießen und 30 Minuten auf der tiefsten Stufe im Herd backen.
- Mozzarella aus dem Ofen nehmen, mit Pizzasoße und gewünschten Zutaten belegen.
- Pizza weitere 10-15 Minuten backen.

## *Scharfes Möhren-Rösti*

**pro Portion** Kcal 239 | Eiweiß 9 g | Fett 16,6 g | Kohlenhydrate 11,5 g
1 Portion

**Zutaten**
1 Ei
1 Stück Ingwer, frisch, etwa daumennagelgroß
175 g frische Karotten
Pfeffer und Salz
Chiliflocken
Öl

**Zubereitung**

- Karotten säubern und in grobe Stücke schneiden. Ingwer schälen.
- Ingwer im TM fein reiben (Stufe 10).
- Karotten hinzufügen und auf Stufe 4 wenige Sekunde klein hacken.
- Karotten mit dem Ei vermengen (Stufe 4/10 Sekunden).
- Omelett mit Salz und Pfeffer abschmecken, Chiliflocken darübermahlen.
- Öl in einer Pfanne erhitzen.
- Rösti von beiden Seiten braten.
- Aus dem Tiegel nehmen und mit Küchenpapier das Fett aufsaugen.

## *Lauchkuchen*

**pro Portion** Kcal 673 | Eiweiß 34,5 g | Fett 50,5 g | Kohlenhydrate 15 g
1 Portion

**Zutaten**
2 Eier
220 g Porree
Knoblauch nach Belieben
180 g saure Sahne
50 g Hartkäse
1 EL Öl
Kräuter
Salz, Pfeffer

**Zubereitung**

- Hartkäse in Stücken in den TM geben und reiben (10 Sekunden/Stufe 8). Käse umfüllen.
- Porree und Knoblauch schälen und im Mix-Topf 4 Sekunden bei Stufe 5 klein hacken.
- Mit dem Spatel nach unten schieben und mit Butter oder Öl 4 Minuten/Varoma/ Stufe 1 andünsten.
- Eier, Salz, Frischkäse, Pfeffer, Kräuter und die Hälfte des geriebenen Käses dazugeben. Alles 10 Sekunden/Stufe 3 vermengen.
- Lauchkuchen-Masse in Auflaufform geben. Restlichen Hartkäse darüber verteilen.
- Lauchkuchen ca. 40 Minuten bei 180° C backen; anschließend mit Oregano bestreuen.

## *Rührei*

**pro Portion** Kcal 275 | Eiweiß 11,9 g | Fett 18 g | Kohlenhydrate 14,5 g
1 Portion

**Zutaten**
80 g säuerliche Äpfel
1 Ei
15 g Mineralwasser
½ TL Zimt
10 g Butter

**Zubereitung**

- Äpfel entkernen, vierteln und im TM (Mix-Topf) 8 Sekunden auf Stufe 5 zerkleinern.
- Mineralwasser, Ei und Zimt hinzufügen (10 Sekunden auf Stufe 3 vermengen).
- Rührei in einer Pfanne mit Butter (oder Öl) auf hoher Stufe braten. Auf kleiner Stufe fertig braten, bis es die gewünschte Bräune und Konsistenz hat.

## *Hafer-Mandelbrei mit Früchten*

**pro Portion** Kcal 272 | Eiweiß 13,6 g | Fett 17,1 g | Kohlenhydrate 13,9 g
1 Portion

**Zutaten**
60 g frische Himbeeren
30 g Mandeln
15 g Haferkleie
1 EL Süßstoff oder Xucker
135 g Milch, fettarm

**Zubereitung**
- Mandeln im Mix-Topf auf Stufe 8 in Intervallen etwa 10 Sekunden fein mahlen.
- Haferkleie, Xucker light und Milch hinzugeben.
- Alle Zutaten unter Rühren etwa 8 Minuten erhitzen (100° C, Stufe 2).
- Mandelbrei in Schälchen umfüllen und mit Himbeeren garnieren.

## *Omelett*

**pro Portion** Kcal 267 | Eiweiß 18,4 g | Fett 17,3 g | Kohlenhydrate 6,8 g
1 Portion

**Zutaten**
50 ml Milch
1 Vollei
2 Eiweiß
20 g Haferkleie
1 EL Öl
Salz

**Zubereitung**

- Eiweiß im Mix-Topf mit dem Schmetterling steif schlagen
  (3 Minuten/Stufe 4) und umfüllen.
- Milch, Salz, Vollei und Kleie etwa 30 Sekunden lang bei Stufe 4 verrühren. Eischnee dazugeben (10 Sekunden/Stufe 3).
- Pfannkuchen in einer Pfanne mit etwas Fett ausbacken.

## *Gemüsenudeln mit Spinat-Feta-Pesto*

**pro Portion** Kcal 286 | Eiweiß 12 g | Fett 21,2 g | Kohlenhydrate 9,8 g
1 Portion

**Zutaten**
65 g Spinat, frisch
25 g Fetakäse
1,5 EL Rapsöl
Salz
1 Knoblauchzehe, je nach Geschmack
325 g Zucchini

**Zubereitung**

- Mithilfe eines Spiralschneiders die Zucchini zu Nudeln verarbeiten und beiseite stellen.
- Knoblauchzehe 8 Sekunden auf Stufe 8 klein hacken. Mit dem Spatel nach unten schieben.
- Fetakäse und Spinat dazugeben (5 Sekunden auf Stufe 8 zerkleinern).
- Öl und Salz in den Mix-Topf dazugeben und 10 Sekunden auf Stufe 5 unterrühren.
- Spinat-Käse-Mischung umfüllen, den Mix-Topf säubern.
- 500 ml Wasser in den Mix-Topf geben und die Gemüsenudeln im Varoma 12 Minuten auf Stufe 1 dünsten.
- Zucchini-Nudeln auf Teller geben, das Pesto über den Nudeln verteilen und mit etwas Feta garnieren.

## *Quiche mit Rosenkohl und Pinienkernen*

**pro Portion** Kcal 534 | Eiweiß 38,6 g | Fett 35,4 g | Kohlenhydrate 11,2 g
1 Portion

**Zutaten**
125 g Rosenkohl, geschält und gewaschen
1 Ei
2 EL Naturjoghurt
50 g Parmesan
¼ Zwiebel
¼ Packung Pinienkerne
1 TL Olivenöl
Salz, Pfeffer
Muskatnuss

**Zubereitung**

- Backofen auf 180° C vorheizen.
- Parmesan im Mix-Topf zerkleinern (bei 3 Sekunden/Stufe 8) und umfüllen.
- 500 ml Wasser in den Mix-Topf geben. Den geschälten und gewaschenen Rosenkohl in den Gareinsatz geben. Rosenkohl 10 Minuten/Varoma /Stufe 1 dampfgaren.
- Rosenkohl etwas abkühlen lassen, halbieren und in eine Quiche-Form geben. Pinienkerne darüber verteilen.
- Zwiebel schälen, halbieren und im Mix-Topf zerkleinern (5 Sekunden/Stufe 5). Öl hinzufügen und Zwiebel andünsten (30 Minuten/Varoma/Stufe 1).
- Zwiebeln mit dem Ei, Joghurt und der Hälfte des geriebenen Parmesans im Mix-Topf verrühren (Stufe 3/10 Sekunden). Mit Salz, Pfeffer, Muskat würzen.

- Eiermasse über den Rosenkohl geben, restlichen Parmesan darüberstreuen. Die Quiche ca. 40 Minuten auf mittlerer Stufe backen.

## *Gemüse-Käsenudeln*

**pro Portion** Kcal 609 | Eiweiß 29,5 g | Fett 47,5 g | Kohlenhydrate 11,4 g
1 Portion

**Zutaten**
125 g Möhren, geschält
125 g Zucchini
70 g Champignons
1 Frühlingszwiebel
30 g getrocknete Tomaten
½ Kugel Mozzarella
2 EL Olivenöl
½ TL Salz
500 ml Wasser

**Zubereitung**

- Zucchini und Karotten in Spiralen zu Spaghetti schneiden.
- Möhrenspaghetti in den Varoma, Zucchinispaghetti in den Varoma-Einlegeboden legen und 12 Minuten/Varoma/Stufe 1 garen.
- Gemüse umfüllen, beiseite stellen.
- Mozzarella im Mix-Topf 5 Sekunden/Stufe 4 zerkleinern. Umfüllen und Mix-Topf kurz spülen.
- Frühlingszwiebel, Champignons, getrocknete Tomaten und 1 EL Olivenöl in den Mix-Topf geben und 5 Sekunden/Stufe 4 zerkleinern.
- Mit dem Spatel nach unten schieben, 5 Minuten/100° C/Stufe 1,5 dünsten.
- Karotten und Zucchini mit Olivenöl und Salz in den Mix-Topf geben,
  (5 Minuten/100° C/0,5 Stufe) garen.
- Auf Teller anrichten und mit Mozzarella servieren.

## *Brokkoli mit Datteltomaten*

**pro Portion** Kcal 202 | Eiweiß 12,7 g | Fett 10,5 g | Kohlenhydrate 12,7 g
1 Portion

**Zutaten**
100 g Tomaten
20 g Käse, 30 %
1 TL Tomatenmark
1 Schalotte, halbiert
1 TL Olivenöl
1 Knoblauchzehe
1 Spritzer Tabasco
Salz, Pfeffer
Süßstoff
135 g Brokkoli
100 g Cherrytomaten

**Zubereitung**

- Wasser und 1 ½ TL Salz in den Mix-Topf füllen; Brokkoli im Varoma 12 Minuten/ Stufe1 dampfgaren.
- Mix-Topf leeren.
- Käse im Mix-Topf 4 Sekunden/Stufe 8 zerkleinern und umfüllen.
- Für die Soße Olivenöl, Tomaten, Schalotte, Knoblauch und Tomatenmark im Mix-Topf zerkleinern (5 Sekunden/Stufe 5) und weitere 5 Minuten/120° C/Stufe1 dünsten.
- Mit Salz, Pfeffer, Tabasco und evtl. Süßstoff abschmecken.
- Brokkoli und die geviertelten Datteltomaten mit der Soße servieren, Käse darüberstreuen.
- Nach Belieben mit Nudeln oder Reis ergänzen.

## *Süßer Amarant-Auflauf mit Früchten*

**pro Portion** Kcal 326 | Eiweiß 22,6 g | Fett 18,8 g | Kohlenhydrate 14,4 g
1 Portion

**Zutaten**
65 ml Wasser
185 g Rhabarber
100 g Magerquark
65 g Schmand
1 EL Amarant
1 Ei ( L )
¼ TL Stevia, flüssig
¼ TL Backpulver

**Zubereitung**

- Auflaufform einfetten.
- 65 ml Wasser in den Mix-Topf füllen und Amarant 15 Minuten bei 105° C im Linkslauf rühren (Stufe 0,5).
- Amarant etwas abkühlen lassen. Quark, Schmand, Backpulver, Stevia und Ei in den Mix-Topf dazugeben und 1 Minute bei Stufe 4 im Linkslauf rühren.
- Masse in die Auflaufform geben, halbierte und entsteinte Pflaumen darauf verteilen.
- Auflauf 45-50 Minuten bei 175° C backen.

## *Gefüllte Tomaten*

**pro 100 g** Kcal 83 | Eiweiß 27 g | Fett 20 g | Kohlenhydrate 6 g
1 Portion

**Zutaten**
175 g Spinat (TK aufgetaut)
40 g Ricotta
2 Tomaten
1 Knoblauchzehe
½ Zwiebel
½ EL Olivenöl
½ Ei
1 EL Pinienkerne
¼ Bund Basilikum
Salz, Pfeffer
frisch geriebene Muskatnuss

**Zubereitung**

- Tomaten waschen, Deckel abschneiden und die Früchte mit einem kleinen Löffel aushöhlen.
- Im Mix-Topf Knoblauchzehe und Zwiebel klein hacken
(4 Sekunden/Stufe 5).
- Mit Öl 3 Minuten lang dünsten (Stufe 1/Varoma).
- Frische Basilikumblätter im Mix-Topf zerkleinern.
- Spinat, Pinienkerne, Ricotta, Ei, Salz, Pfeffer und Muskatnuss 15 Sekunden lang auf Stufe 3 mischen.
- Tomaten mit Spinat-Ricotta-Mischung füllen, Tomatendeckel aufsetzen. Die gefüllten Tomaten in den Varoma setzen und 20 Minuten/Stufe 1/Varoma gar dünsten.

## *Blumenkohl-Tomaten-Gratin*

**pro 100 g** Kcal 81 | Eiweiß 16 g | Fett 18 g | Kohlenhydrate 7 g
1 Portion

**Zutaten**
1 Tomate
225 g Blumenkohl
15 g Emmentaler
½ EL Mandelblättchen
225 ml Wasser
80 g saure Sahne, 10 %
½ Ei
Salz, Pfeffer
frisch geriebene Muskatnuss

**Zubereitung**

- Backofen auf 200° C (Umluft 180° C) vorheizen.
- Blumenkohl waschen, putzen und in kleine Röschen teilen.
- Käse im Mix-Topf reiben (4 Sekunden/Stufe 10) und umfüllen.
- Blumenkohl in den Varoma setzen und mit Wasser dampfgaren (20 Minuten/Stufe 1/Varoma).
- Tomate in dünne Scheiben schneiden.
- Blumenkohl in eine Auflaufform geben, die Tomatenscheiben zwischen die Röschen stecken.
- Ei, saure Sahne, Salz, Pfeffer und Muskatnuss in den leeren Mix-Topf geben und 15 Sekunden auf Stufe 4 verrühren.
- Soße über das Gemüse gießen. Käse und dann die Mandelblättchen (gehackte Mandeln) über das Gratin streuen.
- Im heißen Ofen 15 Minuten überbacken.

## *Kaiserschmarrn mit Flohsamen und Kokosmilch*

**pro Portion** Kcal 176 | Eiweiß 10,5 g | Fett 10,8 g | Kohlenhydrate 8,1 g
1 Portion

### Zutaten
1 Ei ( L )
2 EL Kokosmilch aus der Dose
30 g Magerquark
1,5 TL Backpulver
1 TL Flohsamen
10 g Butter
20 g Erdmandelmehl

### Zubereitung
- Ei mit Quark etwa 1 Minute auf Stufe 5 verrühren.
- Backpulver, Flohsamen und Erdmandelmehl hinzufügen (1 Minute/Stufe 2).
- Unter ständigem Rühren die Kokosmilch über die Deckelöffnung zugießen.
- Teig 10 Minuten ruhen lassen.
- Butter in der Pfanne erhitzen.
- Teig hauchdünn in die Pfanne geben und ca. 2-3 Minuten auf einer Seite backen.

# Fischgerichte

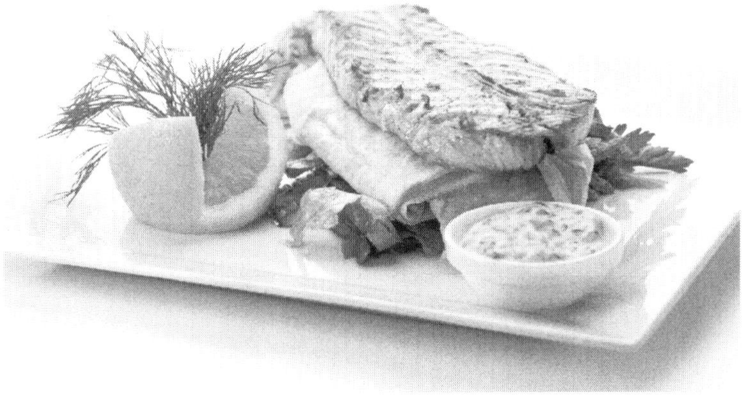

## *Kabeljau in Senfsoße*

**pro 100 g** Kcal 261 | Eiweiß 30 g | Fett 13 g | Kohlenhydrate 0 g
1 Portion

**Zutaten**
150 g Kabeljaufilet
2,5 EL ml Weißwein
1 Eigelb
½ EL Öl
1 EL Estragon-Senf
½ EL Schlagsahne oder Sojacreme
Salz, weißer Pfeffer

**Zubereitung**

- Fisch mit kaltem Wasser abspülen und trocken tupfen.
- Filet gut würzen.
- Eigelb, Senf und Weißwein im Mix-Topf etwa 5 Minuten auf mittlerer Stufe cremig aufschlagen.
- Sahne unterrühren, mit Salz und Pfeffer. Soße umfüllen und warm halten.
- Varoma mit Öl einpinseln.
- Kabeljau im Varoma 8-10 Minuten bei starker Hitze dämpfen, dabei nach 5 Minuten wenden.
- Fisch mit Soße servieren.

## *Red Snapper mit Ingwer*

**pro 100 g** Kcal 251 | Eiweiß 30 g | Fett 11 g | Kohlenhydrate 6 g

1 Portion

**Zutaten**

200 g Red Snapper (küchenfertig)
1 Frühlingszwiebel
1 EL Sojasoße
10 g Ingwerwurzel
¼ Bio-Orange
½ EL Rapsöl
¼ Knoblauchzehe
¼ EL Sesamöl
¼ TL Rohrohrzucker

**Zubereitung**

- Orange sorgfältig heiß waschen und trocknen. Mit einem Sparschäler dünn schälen, den Saft auspressen.
- Ingwer schälen und in grobe Stücke schneiden.
- Orangenschalen und die Hälfte des Ingwers im TM kurz kleinhacken (Turbo).
- Frühlingszwiebel putzen, Knoblauch schälen. Mit der Hälfte des Ingwers, der Sojasoße und Zucker im TM kurz auf höchster Stufe verrühren. Soße umfüllen und beiseite stellen.
- Red Snapper mit kaltem Wasser säubern und trocken tupfen. Die Haut mit einem spitzen Messer einritzen.
- Fisch in den Varoma legen, Orangensaft, Schale und Ingwer darauf verteilen.
- Etwa 15-20 Minuten dampfgaren.
- Red Snapper auf eine Platte geben und mit Sojamischung beträufeln.
- Raps- und Sesamöl im TM erhitzen. Fisch mit heißem Öl übergießen und servieren.

## *Spitzkohl mit Lengfisch*

**pro 100 g** Kcal 373 | Eiweiß 41 g | Fett 20 g | Kohlenhydrate 5 g
1 Portion

**Zutaten**
175 g Filet vom Lengfisch
150 g Spitzkohl
65 ml Gemüsebrühe
1,5 EL Schmand
2 Stiele Dill
½ Zwiebel
1 EL Rapsöl
¼ TL Kümmel
Salz, Pfeffer

**Zubereitung**

- Spitzkohl waschen, Strunk entfernen und in grobe Stücke zerteilen.
- Öl in den Mix-Topf geben, bei laufendem Messer (Stufe 1-2) Zwiebel und Kümmel hinzufügen.
- Spitzkohl nach und nach in den TM geben und 3 Minuten dünsten.
- Gemüsebrühe zufügen, alles 8-10 Minuten auf mittlerer Stufe unter Rühren weiter kochen.
- Lengfisch abspülen, trocken tupfen und mit Salz und Pfeffer gut würzen.
- Öl in einer Pfanne erhitzen. Fischfilet allseitig 3 Minuten braten.
- Dill grob hacken.
- Schmand unter den Spitzkohl rühren, mit Salz und Pfeffer abschmecken.
- Fisch auf Teller verteilen, mit dem Dill bestreuen und mit Spitzkohl servieren.

## *Fischtopf mit Garnele und Lauch*

**pro Portion** Kcal 515 | Eiweiß 16,7 g | Fett 43 g | Kohlenhydrate 11,2 g
1 Portion

**Zutaten**
50 g Garnele oder Eismeerkrabbe
125 g Fischfilet nach Belieben, fettarm
50 ml Milch, fettarm
Je ¼ Porreestange, Zwiebel, Zitrone
1 Dose Tomaten, gehackt
Olivenöl
Petersilie, Dill
Salz, Pfeffer

**Zubereitung**

- Fisch säubern, grob in Stücke schneiden und 10 Minuten mit Zitronensaft marinieren.
- Olivenöl und etwas Wasser in den Mix-Topf geben.
- Auf Stufe 3-4 Porree und Zwiebel zerkleinern, kurz andünsten.
- Knoblauch und Zwiebel beiseite stellen.
- Dosentomaten hacken, mit Milch verrühren und in den Varoma geben.
- 10 Minuten köcheln lassen.
- Fischfilet darauf verteilen und weitere 10 Minuten dünsten.
- Garnelen hinzugeben und alles gar kochen.
- Petersilie und Dill hacken und hinzufügen.
- Mit Salz und Pfeffer und weiteren Gewürzen nach Wahl abschmecken.

## *Zucchini mit Wildlachs*

**pro 100 g** Kcal 132 | Eiweiß 6,8 g | Fett 10,3 g | Kohlenhydrate 3,8 g
1 Portion

**Zutaten**
1 Zwiebel
175 g Zucchini
75 ml Gemüsebrühe
1 EL saure Sahne
1 EL Rapsöl
½ EL Madras-Curry
½ TL Knoblauchpfeffer, Koriander
Meersalz

**Zubereitung**

- Lachs säubern, mit Limettensaft säuern, salzen und pfeffern.
- Gemüse waschen, Zwiebel schälen und vierteln.
- Rapsöl, Zwiebel, Zucchinischeiben nach und nach in den TM geben und auf kleiner Stufe (3-4) zerkleinern.
- Mit Curry, Knoblauch, Salz und Pfeffer würzen.
- Gemüsebrühe und Koriander dazugeben und kurz köcheln lassen.
- Zum Schluss die saure Sahne unterrühren.
- Zucchini in den Varoma umfüllen und mit dem Lachs etwa 5 Minuten gar ziehen lassen.

## *Zucchini-Lachs-Quiche ohne Boden*

**pro Portion** Kcal 231 | Eiweiß 16,9 g | Fett 12 g | Kohlenhydrate 12,1 g
1 Portion

### Zutaten

75 g geräucherter Lachs
100 ml Sojamilch
1 Zucchini
1 Ei
1 EL Speisestärke
1 TL Dill
Salz

### Zubereitung

- Backofen auf 180° C vorheizen.
- Zucchini waschen und würfeln, Lachs in Streifen schneiden.
- Lachsstreifen und Gemüsewürfel in eine gefettete Auflaufform geben.
- Milch, Eier, Salz, Dill in den Mix-Topf geben und 1 Minute bei Stufe 5 verquirlen.
- Eiermasse auf die Zucchini geben.
- Im Backofen ca. 35 Minuten backen.

## *Salzkruste an Dorade mit Selleriepüree*

**pro Portion** Kcal 497 | Eiweiß 9,9 g | Fett 44,2 g | Kohlenhydrate 11 g
1 Portion

**Zutaten**
½ Dorade
250 g grobes Meersalz
1 kleine Karotte
275 g Sellerie in Würfeln
10 g Butter
Salz, Pfeffer
Muskat

**Zubereitung**

- Im Mix-Topf 700 ml Wasser erhitzen (Varoma 8 Minuten/Stufe 1).
- Garkörbchen einhängen, Karottenstücke und Selleriewürfel hineinlegen.
- Eine dicke Schicht Salz über dem Sellerie verteilen, Fisch darauflegen und mit reichlich Salz bedecken.
- 20 Minuten bei Varoma Stufe 1 dünsten.
- Mix-Topf leeren. Selleriewürfel in den Mix-Topf geben, Karotte, Butter und Gewürze hinzufügen.
- Püree bei Stufe 7 etwa 10 Sekunden mixen.
- Fisch aus der Salzkruste nehmen und filetieren.

## *Fischfilet mit Zucchininudeln und Tomaten-Möhren-Kruste*

**pro Portion** Kcal 531 | Eiweiß 38,6 g | Fett 33,5 g | Kohlenhydrate 15 g
1 Portion

### Zutaten

1 ½ Zucchini
250 ml Wasser
175 g Lachsfilet
75 g Karotten, geschält, in Stücken
25 g Tomatenmark
20 g Butter
15 g Parmesan
½ Zwiebel
1 TL grüner Pesto, optional
Salz, Pfeffer
Oregano

### Zubereitung

- Hartkäse 10 Sekunden auf Stufe 10 zerkleinern und umfüllen.
- Backofen auf 180° C vorheizen. Alufolie zurechtlegen.
- Im Mix-Topf die Zwiebel 5 Sekunden auf Stufe 5 klein hacken. Mit dem Spatel nach unten schieben.
- Butter hinzugeben und 2 Minuten bei 120° C (Stufe 1) andünsten.
- Karottenstücke nach und nach hinzufügen. 5 Sekunden auf Stufe 5 zerkleinern.
- Tomatenmark, restliche Butter, Salz, Pfeffer und Oregano hinzufügen und alles zusammen 6 Minuten bei 90° C (Stufe 2) erhitzen.
- Zum Schluss 10 Sekunden bei Stufe 10 pürieren.

- Lachsfilet säubern und auf die Alufolie legen.
- Karotten-Aufstrich heiß auf dem Fisch verteilen und mit Parmesan bestreuen.
- Alufolie als "Schiffchen" formen.
- Lachs in eine Form geben und 20 Minuten im Ofen backen.
- Zucchini waschen und mit einem Spiralschneider in Spaghetti-Form schneiden.
- Wasser (Mindestmenge) in den Mix-Topf füllen und Varoma daraufsetzen.
- Zucchini-Spaghetti in den Varoma legen und 5-10 Minuten
  (Varoma Stufe 1) dämpfen.
- Nach Belieben Zucchini mit etwas grünem Pesto vermischen.

## *Lachsquiche mit Brokkoli*

**pro Portion** Kcal 331 | Eiweiß 20,2 g | Fett 23,8 g | Kohlenhydrate 6,7 g
1 Portion

**Zutaten**
30 g Räucherlachs
75 g Brokkoli-Röschen
1 Ei
75 g Schmand
50 g Frischkäse

**Zubereitung**

- Garkorb einhängen, Brokkoli hineinlegen und 13 Minuten dampfgaren (Varoma/ Stufe 1)
- Lachsstreifen und Brokkoli in eine gefettete Form geben.
- Frischkäse, Schmand und Ei im Mix-Topf 15 Sekunden (Stufe 5) verquirlen, mit Pfeffer und Salz würzen.
- Mischung über die Springform gießen.
- Lachs-Brokkoli-Quiche bei 200° C 30-40 Minuten backen.

## *Fischtopf*

**pro Portion** Kcal 550 | Eiweiß 20,2 g | Fett 43,6 g | Kohlenhydrate 15 g
1 Portion

### Zutaten

125 g Fischfilet nach Belieben
½ Stange Lauch
½ Zwiebel
150 g gehackte Tomaten
50 g Garnelen
50 ml Milch oder Sojamilch
1 EL Zitronensaft
½ TL Dill, getrocknet
½ TL Öl
¼ Bund Petersilie
Salz, Pfeffer

### Zubereitung

- Zwiebel schälen und halbieren. Mit Petersilie in den Mix-Topf geben und
- 5 Sekunden bei Stufe 5 zerkleinern.
- Lauch putzen, in Ringe schneiden. Mit der Zwiebel 3 Minuten
  (120° C/Linkslauf/ Stufe 1) dünsten.
- Fischfilet waschen, grob würfeln und etwa 10 Minuten in Zitronensaft marinieren.
- Gehackte Tomaten und Milch unter Rühren hinzufügen.
- Fischfilet und Garnelen in den Varoma legen (auf Alufolie), salzen und pfeffern.
- Fisch 15 Minuten/Varoma/Stufe 1 dampfgaren.
- Fisch und Garnelen mit der Soße in eine Schüssel geben und kurz verrühren.
- Mit Salz und Pfeffer abschmecken und mit Petersilie und Dill garnieren.

## *Fischburger*

**pro Portion** Kcal 390 | Eiweiß 9,4 g | Fett 36,5 g | Kohlenhydrate 3 g
1 Portion

**Zutaten**
175 g Fischfilet
20 g Frischkäse
½ Zwiebel
Zitronensaft
1 TL Dill
1 TL Schnittlauch
1 Ei
Pfeffer, Salz

**Zubereitung**

- Zwiebel schälen, Fischfilet waschen.
- Zwiebel 5 Sekunden bei Stufe 5 im Mix-Topf zerkleinern.
- Fischfilet in groben Stücken hinzugeben und 10 Sekunden/Stufe 5 klein hacken.
- Mit dem Spatel nach unten schieben.
- Restliche Zutaten hinzufügen und 30 Sekunden/Stufe 2 vermischen.
- Vier kleine Fladen oder einen großen Kloß formen.
- Öl in einer Pfanne erhitzen. Fischburger von beiden Seiten goldbraun braten.

## *Muffins mit Thunfisch*

**pro Portion** Kcal 432 | Eiweiß 47,3 g | Fett 23,7 g | Kohlenhydrate 4,3 g
1 Portion

**Zutaten**
1 Ei
⅓ rote Paprika
⅓ Zucchini, entkernt
⅔ Dose Thunfisch im eigenem Saft, gut abgetropft
30 g Gouda in Stücken
Dill, Petersilie, Zwiebelpulver, Paprikapulver
Pfeffer, Salz

**Zubereitung**

- Thunfisch abtropfen lassen.
- Käse im Mix-Topf auf Stufe 5 ca. 3 Sekunden klein hacken und umfüllen.
- Paprika, Zucchini in grobe Stücke schneiden. Beide Zutaten mit Petersilie im Mix-Topf zerkleinern (Stufe 4, ca. 5 Sekunden).
- Thunfisch, Ei, Gouda und Gewürze in den TM geben und gut vermengen (Stufe 3, ca. 5-10 Sekunden).
- Masse auf 12 Muffin-Förmchen verteilen.
- Im Backofen 30 Minuten bei 160° C Umluft backen.

## *Lachs mit Dillsoße in Gemüse*

**pro Portion** Kcal 933 | Eiweiß 24,7 g | Fett 90,5 g | Kohlenhydrate 12 g
1 Portion

**Zutaten**
175 g Champignons, frisch
½ Zucchini, klein
¼ Paprikaschote, rot
275 g Lachsfilet
½ Zwiebel
½ Bund Dill, frisch oder getrocknet
50 g Cremefine zum Kochen
40 g Frischkäse
2 EL Olivenöl
Zitronensaft
Paprika
Pfeffer, Salz

**Zubereitung**

- Lachs säubern, mit Zitrone marinieren und mit Salz und Pfeffer würzen.
- Fischfilet mit der Hautseite nach unten auf den Einlegeboden legen. (Wenn keine Haut vorhanden, dann Backpapier pro Filet zurechtschneiden und Fisch auf Papier in den Einlegeboden geben. Ohne Haut oder Papier kleben die Schlitze zu, die Garzeit ist dann sehr viel länger.)
- Champignons trocken reinigen. Stiele in dünne Scheiben schneiden, die Hüte halbieren oder vierteln.
- Zucchini halbieren und in dünne Scheiben, Paprika in dünne Streifen schneiden.
- Öl und Gewürze in eine Plastiktüte geben,

Gemüse dazugeben.

- Tüte fest verschließen und mehrmals hin und her drehen. Gemüse soll mit Öl und Gewürzen bedeckt sein.
- Gemüse in den Varoma-Behälter geben, Einlegeboden daraufstellen und abdecken.
- Für die Soße die Zwiebel in den Mix-Topf geben und 3 Sekunden (Stufe 6) zerkleinern.
- Frischen Dill hinzufügen und ebenfalls klein hacken (2 Sekunden/Stufe 6).
- Mit Öl 3 Minuten/Varoma/Stufe 1 dünsten. Zitronensaft, Cremefine, Salz, Pfeffer und 100 ml Wasser dazugeben.
- Deckel schließen, Varoma aufsetzen und 15 Minuten dünsten
(100° C/Stufe 1).
- Zum Schluss den Frischkäse hinzufügen und abschmecken. Soße 1 Minute bei
- 100° C (Stufe 1) aufkochen.
- Lachsfilet und Gemüse mit etwas Soße und frischem Dillstängel servieren.

## *Fisch-Kraut-Wickel*

**pro 100 g** Kcal 50 | Eiweiß 8 g | Fett 0,5 g | Kohlenhydrate 1,5 g
1 Portion

**Zutaten**
1 Liter Wasser
175 g Kabeljaufilet, TK
1 Chinakohl
Salz
Kräuter und Gewürze nach Geschmack

**Zubereitung**

- Kabeljau antauen lassen und in Stücke schneiden.
- Fischfilet mit Salz, Gewürzen und Kräutern in den Mix-Topf geben.
- Messbecher und Deckel aufsetzen. Alle Zutaten 30 Sekunden in Intervallen auf Stufe 5-7-0 ungefähr 15-10-5 Sekunden lang klein hacken. Ggf. mit dem Spatel nachhelfen.
- Kabeljau-Masse in die Blätter des Chinakohls wickeln (pro Person etwa 2-3 gewickelte Blätter).
- Wickel im Varoma platzieren.
- Mix-Topf spülen und 1 Liter Wasser einfüllen. Varoma aufsetzen und Fischwickel ungefähr 30 Minuten (Stufe 1/Varoma) dünsten.

## *Kohlenhydratarme Pizza mit Thunfisch*

**pro Portion** Kcal 435 | Eiweiß 43,9 g | Fett 25,7 g | Kohlenhydrate 4 g
1 Portion

**Zutaten**
2 Eier
1,5 EL Tomatenmark
1 Dose Thunfisch
Gouda

**Zubereitung**

- Backpapier auf einem Backblech auslegen. Ofen auf 200° C Umluft vorheizen.
- Thunfisch mit den Eiern in den TM geben und 30 Sekunden bei Stufe 5 vermischen.
- Masse gleichmäßig auf dem Backblech verteilen und 10 Minuten backen.
- Ist der Teig fest, Tomatenmark auf die Pizza streichen und mit Käse bestreuen.
- Fünf Minuten backen. Der Belag kann nach Geschmack variiert werden.

# Fleischgerichte

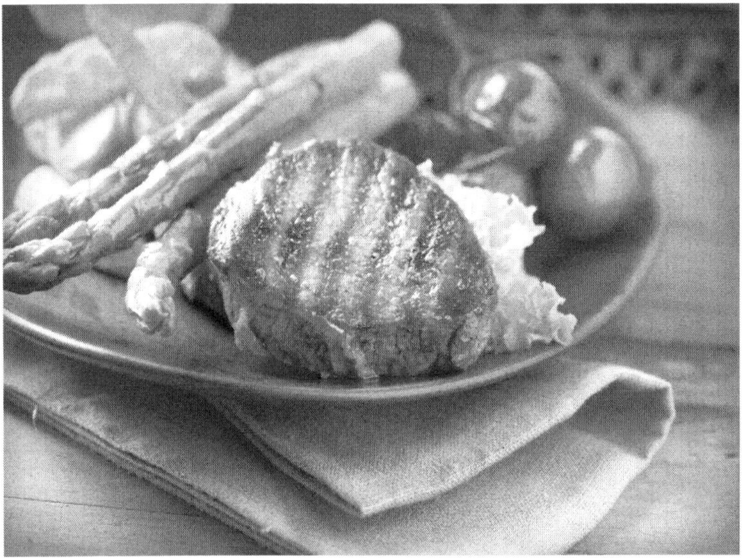

## *Marinierte Hähnchenbrust mit Frühlingszwiebeln*

**pro Portion** Kcal 138 | Eiweiß 18 g | Fett 2,4 g | Kohlenhydrate 10,1 g
1 Portion

**Zutaten**
100 g Hähnchenbrustfilet
6 EL Hühnerbrühe
½ Frühlingszwiebel
½ Limette
¼ Knoblauchzehe
½ EL Sojasoße
¼ TL Speisestärke
¼ TL Sambal Oelek
Salz

**Zubereitung**

- Knoblauch schälen, Limette sehr heiß waschen.
- Limette auspressen, etwas Schale abreiben.
- Ingwer, Knoblauch, abgeriebene Limettenschale, Sojasoße und etwas Sambal Oelek mit Speisestärke und Limettensaft im Mix-Topf zu einer glatten Masse verrühren (10 Sekunden/Stufe 5).
- Das Hähnchenfleisch gründlich abspülen, trocken tupfen und in zwei Zentimeter große Würfel schneiden. Zur Marinade geben, untermischen und zugedeckt im Kühlschrank 20 Minuten ziehen lassen (marinieren).
- Frühlingszwiebel säubern und in sehr feine Ringe schneiden.
- Einen Wok oder eine Pfanne erhitzen. Hähnchenbrust in der Marinade hineingeben, Brühe dazugießen und zugedeckt bei kleiner Hitze etwa 10 Minuten garen, dabei gelegentlich

wenden.
- Hähnchengulasch leicht salzen, mit Limettensaft und Sambal Oelek abschmecken.
- Frühlingszwiebeln unterrühren und sofort servieren.

## *Morchel-Kalbsragout mit Krebsschwänzen*

**pro 100 g** Kcal 460 | Eiweiß 61 g | Fett 20 g | Kohlenhydrate 5 g
1 Portion

**Zutaten**
175 g Kalbfleisch aus der Hüfte
2 Stück Flusskrebsschwanz (vorgekocht)
5 g getrocknete Morchel
5 EL Geflügelbrühe
4 EL trockener Gemüsebrühe oder Weißwein
4 EL Sojacreme
1 kleine Schalotte
½ EL Öl
¼ EL Butter
½ Stiel Estragon
Salz, Pfeffer

**Zubereitung**
- Morcheln gründlich mit Wasser abspülen und in einer Schüssel mit heißem Wasser einweichen.
- Estragon waschen, trocken schütteln, Blättchen abzupfen und im TM hacken (Stufe 10 oder Turbo/wenige Sekunden). Topf ausspülen.
- Kalbfleisch abspülen, trocken tupfen und in 2-3 cm große Würfel schneiden. Mit Salz und Pfeffer würzen.
- Öl in einem Topf erhitzen und die Fleischwürfel darin bei starker Hitze von allen Seiten anbraten.

- Die Schalotten schälen und im TM fein würfeln (4 Sekunden/Stufe 5).
- Schalottenwürfel mit etwas Öl 2-3 Minuten unter Rühren andünsten.
- Nach und nach Weißwein und Geflügelbrühe dazugießen. Kalbfleisch hinzufügen und zum Kochen bringen, bei mittlerer Hitze etwa 50 Minuten schmoren (Stufe 1/100° C).
- Morcheln aus dem Wasser nehmen und ausdrücken. Das Einweichwasser filtern und in einem Topf auffangen.
- Einweichwasser reduzieren (etwa auf die Hälfte einkochen).
- Morcheln mit einem großen Messer grob hacken.
- Morchelwasser und Sojacreme am Ende der Garzeit zum Ragout geben, etwa 5 Minuten kochen lassen.
- Krebsschwänze und Morcheln in Butter 1 Minute andünsten, mit Salz und Pfeffer abschmecken und unter das Ragout rühren.
- Zum Schluss Estragon in das Kalbsragout einrühren, eventuell nachwürzen.

## *Oliven–Käse-Hackfleischtorte*

**pro Portion** Kcal 506 | Eiweiß 40,3 g | Fett 34,7 g | Kohlenhydrate 4,5 g
1 Portion

**Zutaten**
125 g Hackfleisch vom Rind
70 g Ziegenkäserolle
1 Ei
5 Cherrytomaten
1 grüne Olive, entsteint
1 schwarze Olive, entsteint
Paprikapulver
½ kleine Zwiebel
½ Knoblauchzehe
Salz, Pfeffer

**Zubereitung**

- Oliven abtropfen lassen, Ziegenkäse in dünne Scheiben schneiden.
- Zwiebel, Knoblauch (und Cherrytomaten) im Mix-Topf in wenigen Sekunden klein würfeln (Stufe 5).
  Hackfleisch, Zwiebel, Knoblauch, Tomaten, Ei und grüne Oliven miteinander vermengen (Stufe 1) und würzen.
- 3/4 der Hackfleischmasse gleichmäßig in eine Auflaufform füllen.
- Käsescheiben darauf verteilen und mit dem verbliebenen Hackfleisch dünn bedecken. Die schwarzen Oliven darauf verteilen.
  Im Backofen bei 180° C (Umluft) etwa 45 Minuten garen.

## *Gulaschtopf*

**pro 100 g** Kcal 47 | Eiweiß 4,1 g | Fett 1,5 g | Kohlenhydrate 1,6 g
1 Portion

**Zutaten**
175 g Gulasch, gemischt
150 ml Rinderbouillon
50 g Champignon, frisch
⅔ Paprikaschote, frisch
⅓ Knoblauchzehe
⅓ Zwiebel, rot
¼ Zwiebel, gewürfelt
20 g Tomatenmark
4 EL Weißwein
Butterschmalz
Chili
Paprika, edelsüß
Paprika, scharf
Salz, Pfeffer

**Zubereitung**

- Zwiebeln und Knoblauch mit Butterschmalz im Mix-Topf andünsten
  (Stufe 3/100° C). Gulasch dazugeben und ebenfalls andünsten.
- Nach und nach Paprika, Champignons, Tomatenmark, Rinderbrühe und Weißwein dazugeben und würzen.
- Gulasch auf Stufe 1/100° C etwa 45 Minuten schmoren lassen.
- Eventuell Flüssigkeit reduzieren oder andicken und nach Geschmack abschmecken.

## *Low-Carb Hähnchen-Curry*

**pro Portion** Kcal 340 | Eiweiß 43,6 g | Fett 11,3 g | Kohlenhydrate 13,8 g
1 Portion

**Zutaten**
175 g Hähnchenbrust
1 Karotte oder Zucchini
50 ml Kaffeesahne
3 EL Sojasoße
1 Tasse Wasser
3 TL Tomatenmark
1 TL Currypulver
1 Messerspitze Sambal Oelek
Johannisbrotkernmehl
Salz, Knoblauch

**Zubereitung**

- Hähnchenbrust waschen, trocknen und in schmale Streifen schneiden.
- Sojasoße mit Sambal Oelek verrühren, die geschnetzelte Hähnchenbrust darin mindestens 10 Minuten marinieren.
- Gemüse putzen, evtl. schälen und klein schneiden.
- Hähnchenbrust mit Marinade unter Rühren im Mix-Topf andünsten
(Stufe 3/100° C)
- Gemüse dazugeben und ebenfalls 2-3 Minuten dünsten.
- Tomatenmark, Currypulver und zuletzt etwas Wasser hinzufügen.
- Alles unter Rühren köcheln lassen, bis das Gemüse bissfest gegart ist.
- Hähnchencurry nach Geschmack mit Johannisbrotkernmehl andicken und mit Kaffeesahne abschmecken.

## *Hackbällchen*

**pro Portion** Kcal 693 | Eiweiß 41,1 g | Fett 55 g | Kohlenhydrate 3,0 g
1 Portion

**Zutaten**
1 Ei
10 g Käse, gerieben
175 g Hackepeter, gewürzt
40 g Blumenkohl
15 g Magerquark
¼ Zwiebel
Salz und Pfeffer

**Zubereitung**

- Käse im TM reiben (Stufe 10/in Intervallen wenige Sekunden).
  Mix-Topf leeren.
- Zwiebel im Mix-Topf 3 Minuten andünsten (Stufe 5), Blumenkohl in Stücken dazugeben und weitere 3 Minuten (Stufe 3) anschwitzen.
- Zwiebel-/Blumenkohlmasse etwas abkühlen lassen (ggf. umfüllen).
- Quark, Eier und Käse mit den Gewürzen zu einer homogenen Masse vermengen (Stufe 2).
  Blumenkohl-Zwiebelmasse dazugeben und unterrühren.
- Hackepeter ebenfalls dazugeben und gut untermischen.
- Aus der Mischung Frikadellen formen und von beiden Seiten in einer Pfanne durchbraten.

## *Hackbraten*

**pro Portion** Kcal 318 | Eiweiß 38,1 g | Fett 12,5 g | Kohlenhydrate 11,1 g
1 Portion

**Zutaten**
125 g Rinderhackfleisch
1,5 EL Magerquark
1 Ei
¼ Zwiebel
1 EL Haferkleie
Petersilie
Kreuzkümmel
Muskatnuss
Salz, Pfeffer

**Zubereitung**

- Zwiebel ins laufende Messer werfen und bei Stufe 8 klein hacken.
- Alle Zutaten in den ausgeschalteten TM geben.
- Auf Teigstufe 2 Minuten zu einer gleichmäßigen Masse vermengen.
- Hackbraten in eine Kastenform geben und glatt streichen.
- Auf 180° C Umluft im vorgeheizten Backofen ca. 45 Minuten backen.

## *Weißkohl-Auflauf mit Rinderhack*

**pro Portion** Kcal 192,5 | Eiweiß 16,2 g | Fett 11,3 g | Kohlenhydrate 6,3 g
1 Portion

**Zutaten**
3 EL Wasser
125 g Weißkohl
50 g Rinderhack
15 g Schinkenwürfelchen
15 g Rama Cremefine
15 g Grana Padano, gerieben
Knoblauch
Salz, Pfeffer

**Zubereitung**

- Schinken im Mix-Topf auf Stufe 5 raspeln und anschließend in die Auflaufform geben.
- Weißkohl grob zerkleinern. Im Mix-Topf 5 Sekunden lang auf Stufe 5 raspeln. Mit ca. 20 ml Wasser auf Stufe 1 bei 120° C garen (4 Minuten, evtl. mit dem Spatel nach unten schieben).
- In einer Pfanne das Hackfleisch kurz scharf anbraten.
- Weißkohl mit den Schinkenwürfelchen mischen, würzen und Cremefine darüber verteilen.
- Hackfleisch darüber schichten und mit dem Käse bestreuen.
- Im vorgeheizten Backofen in etwa 40 Minuten bei 150° C garen/überbacken.

## *Hähnchenbrust mit Zucchini-Spaghetti*

**pro Portion** Kcal 604 | Eiweiß 68,8 g | Fett 28,1 g | Kohlenhydrate 14,8 g
1 Portion

**Zutaten**
225 g Hähnchenbrustfilet
½ Zucchini
100 g saure Sahne
20 g Tomatenmark
1 EL Olivenöl
Knoblauch nach Geschmack
½ Zwiebel
1 TL Paprikapulver, süß
2 EL Curry
Salz

**Zubereitung**

- Zwiebel und Knoblauch im Mix-Topf ca. 5 Sekunden/Stufe 6 zerkleinern.
- Olivenöl hinzufügen und mit den Gewürzen Curry, Koriander, Kreuzkümmel und Salz, 3 Minuten/Varoma/Stufe 1 dünsten.
- In Würfel geschnittene Hähnchenbrust, Tomatenmark und saure Sahne in den TM geben und 15 Minuten/100° C/Stufe 1 garen.
- Zucchini waschen und mit einem Sparschäler in schmale Streifen schneiden.
- Die Gemüsespaghetti 2-3 Minuten in einer Pfanne mit heißem Öl anbraten.
- Mit Hähnchenbrust auf Teller verteilen und servieren.

## *Überbackenes Rinderhack mit Auberginen*

**pro Portion** Kcal 369 | Eiweiß 34 g | Fett 19 g | Kohlenhydrate 9,5 g
1 Portion

### Zutaten

125 g Rinderhack
60 g körniger Frischkäse
1 Aubergine
90 ml Wasser
2 EL trockener Rotwein
10 g Tomatenmark
1,5 EL geriebener Käse
½ Ei
¼ Würfel Hühnerbrühe
½ große Zwiebel
½ große Knoblauchzehe
½ EL frische Kräuter, gehackt
Salz, Pfeffer

### Zubereitung

- Backofen auf 200° C (180° C Umluft) vorheizen.
- Auberginen halbieren und mit einem Löffel auskratzen; die halben „Auberginenschiffchen“ in eine Auflaufform legen.
- In grobe Stücke schneiden und in den Mix-Topf geben.
- Knoblauch und Zwiebel und schälen, halbieren und zu den Auberginen hinzufügen.
- Alles 3 Sekunden lang auf Stufe 6 zerkleinern.
- Frischkäse, Ei, Pfeffer, Salz, ein Drittel des Käses und das Hackfleisch zur Auberginen-Masse in den Mix-Topf füllen.
- Alle Zutaten 2 Minuten auf Stufe 1-2 gut vermengen.

- Die Mischung in die Auberginenhälften füllen und restlichen Käse darüberstreuen.
- Brühwürfel, Tomatenmark, Wein und Wasser in den Mix-Topf füllen und verrühren (100° C/2 Minuten/Stufe 2).
- Soße zu den Auberginen in die Auflaufform geben, abdecken und alles eine halbe Stunde backen.
- Auberginenhack bei 220° C weitere 20 Minuten ohne Deckel überbacken.

## *Karottennudeln à la Bolognese*

**pro 100 g** Kcal 1038 | Eiweiß 74,1 g | Fett 72,3 g | Kohlenhydrate 15 g
1 Portion

**Zutaten**
175 g Hackfleisch
50 g Gemüsebrühe
15 g Schinkenspeck
1 kleine Tomate
1 kleine Zwiebel
½ Knoblauchzehe
1 ½ EL Olivenöl
1 ½ Karotten, groß
½ Bund Suppengrün
1 Dose Tomaten, stückig
¼ Chilischote
1 EL Tomatenmark
¼ Bund Petersilie
Salz und Pfeffer

**Zubereitung**

- Chilischote, Knoblauch und Zwiebel im Mix-Topf 3-5 Sekunden auf Stufe 5 zerkleinern und umfüllen.
- Das Suppengrün im Mix-Topf ebenfalls klein hacken (Stufe 5/4 Sekunden).
- Etwas Öl in einer Pfanne erhitzen und Speckwürfel darin auslassen.
- Zwiebel, Knoblauch und Chili hinzufügen und glasig dünsten.
- Nach und nach das Fleisch und das Suppengrün dazugeben und anbraten.
- Hackfleisch-Mischung mit Gemüsebrühe und den Tomaten in den Mix-Topf geben, mit

Tomatenmark, Salz und Pfeffer würzen.

- Bolognese etwa 1 Stunde köcheln lassen (Stufe 1-2/100° C).
- Für die Beilage die Karotten schälen und der Länge nach in dünne Streifen schneiden (zum Beispiel mit einem Sparschäler).
- Karottennudeln im Varoma dünsten oder etwa 3 Minuten in einer Pfanne in Öl erhitzen. Salzen und pfeffern und mit Petersilie garnieren.

## *Hackfleischauflauf mit Spitzkohl*

**pro Portion** Kcal 390 | Eiweiß 36 g | Fett 16 g | Kohlenhydrate 15 g
1 Portion

**Zutaten**
125 g Rinderhackfleisch
125 g Spitzkohl, in Streifen geschnitten
70 g Lauch, in Ringe geschnitten
70 g Karotte, in Stifte geschnitten
¼ Zwiebel
½ Knoblauchzehe
¼ EL Rapsöl
100 g Wasser
½ TL Gemüsebrühe
50 g Frischkäse
25 g Gauda zum Überbacken
30 g Katenschinkenwürfel
Chili
Muskat
Pfeffer, Salz

**Zubereitung**

- Zwiebel und Knoblauch auf Stufe 5 für 5 Sekunden zerkleinern.

- Öl und Hackfleisch hinzufügen und auf Stufe 2 bis 3 Varoma für rund 7 Minuten anschwitzen.
- Nun das Hackfleisch mit den Gewürzen und dem Schmand mixen und in eine Auflaufform geben.
- Das geputzte und geschnittene Gemüse in den Garkorb Varoma legen. Den Mix-Topf mit Wasser und Brühe auffüllen.
- Varoma auf geschlossenen Deckel aufsetzen. Das Gemüse im Varoma auf Stufe 1 für 25 Minuten dampfgaren lassen.
- Anschließend das Hackfleisch mit dem Gemüse mischen.
- Schließlich nach Geschmack mit Käse bestreuen und Schinken darüberlegen.
- Anschließend im vorgeheizten Backofen bei 200° C für rund 20 Minuten überbacken.

## *Schweinefilet mit Zuckererbsen*

**pro Portion** Kcal 447 | Eiweiß 37,4 g | Fett 30,3 g | Kohlenhydrate 3,1 g
1 Portion

**Zutaten**
225 ml Wasser
100 g Zuckererbsen
125 g Schweinefilet
15 g Pecannüsse
1 EL Olivenöl
1 EL dunkle Sojasoße
1 TL Worcestersoße
½ TL Gemüsepaste oder -Pulver
Koriander
Pfeffer, Salz

**Zubereitung**

- Pecannüsse in den Mix-Topf geben und mahlen (2 Sekunden auf Stufe 5). Nüsse umfüllen.
- Schweinefilet in Streifen schneiden.
- Worcestersoße, Öl, Pfeffer und Salz zusammen in einen Gefrierbeutel füllen, Filet dazugeben und im Beutel gut vermischen (das Fleisch muss gut mit Marinade bedeckt sein).
- Fleisch auf dem Varoma-Einlegeboden verteilen.
- Die Zuckererbsen waschen, in ca. 1-2 cm breite Streifen schneiden und in den Varoma geben.
- Wasser und Gemüsepaste in den TM geben.
- Varoma mit Einlegeboden aufsetzen. Zuckererbsen und Filet ca. 25-30 Minuten/Varoma / Stufe 1 garen.
- Fleisch mit Zuckererbsen in eine große Schüssel geben, Garflüssigkeit auffangen.
- Pecannüsse, Sojasoße und gemahlenen

Koriander und einen Teil der Garflüssigkeit in den TM geben.
- Soße etwa 3 Minuten/100° C/Stufe 1 im Mix-Topf aufkochen und anschließend über Filet und Zuckererbsen verteilen.

## *Kalorienarmer Burger*

**pro Portion** Kcal 163 | Eiweiß 12,9 g | Fett 9,9 g | Kohlenhydrate 4,0 g
1 Portion

### Zutaten
70 g Rinderhack
35 g Quark
1 EL Kokosmehl
1 Ei
1 Ei, getrennt
1 Msp. Backpulver
1 Blatt Blattsalat
1 Scheibe Tomate
1 Scheibe Gewürzgurke
1 Scheibe Schnittkäse
½ kleine Zwiebel
1 EL Frischkäse
Senf, Ketchup light, Remoulade
Salz, Pfeffer

### Zubereitung
- Backofen auf 150° C vorheizen.
- Für den Brotteig die Eier trennen. Das Eiweiß mit dem Schmetterling steif schlagen (1 Minute/Stufe 3). Eischnee umfüllen.
- Quark, Eigelb, Kokosmehl, eine Prise Salz und Backpulver im Mix-Topf auf Stufe 4 ungefähr 15 Sekunden mischen. Eventuell etwas Wasser zufügen.

- Eiweiß hinzufügen und im Linkslauf auf Stufe 2 ca. 5 Sekunden unterheben.
- Teig in 2 Portionen auf ein Blech mit Backpapier setzen.
- Nach Geschmack mit Leinsamen bestreuen.
- Fladen ca. 20-25 Minuten goldgelb backen.
- Für die Fleischfüllung der Burger die Zwiebel 10 Sekunden auf Stufe 6 zerkleinern. Ei, Frischkäse, Hackfleisch und Gewürze hinzufügen.
- Im Linkslauf auf Stufe 3 etwa 15 Sekunden mischen.
- Mischung in einer oder zwei Portionen in der Pfanne braten.
- Je 2 Fladen für einen Hamburger verwenden. Nach Geschmack mit Salatblättern, Tomatenscheiben, Gewürzgurken, Zwiebelringen oder Käsescheiben belegen.

## *Orientalisches Lammgulasch*

**pro Portion** Kcal 291 | Eiweiß 26,2 g | Fett 15,3 g | Kohlenhydrate 10,4 g
1 Portion

### Zutaten
125 g Lammfleisch, in Stücken
½ Zwiebel
40 g Tomaten, geviertelt
½ Knoblauchzehe
10 g Biber Salcasi (Paprikamark)
1 TL Öl
40 ml Wasser
1 TL Essig
5 g grüne Spitzpaprika
1 Lorbeerblatt
Kreuzkümmel, gemahlen
Paprika, edelsüß
Rosmarin, getrocknet
Thymian
Salz, Pfeffer

### Zubereitung
- Zwiebel und Knoblauch im Mix-Topf klein hacken (3 Sekunden/Stufe 5).
- Öl dazugeben und 4 Minuten bei 120° C (Stufe 1) anschwitzen.
- Lammfleisch in Würfeln hinzufügen und 5 Minuten (120°C/Stufe 1) dünsten.
- Tomaten und Gewürze hinzugeben und das Gulasch etwa 45 Minuten bei 100° C/Stufe 1 köcheln lassen.
- Wasser, Essig und Paprikaringe in den Mix-Topf geben und 5 Minuten (120° C/Stufe 1) aufkochen.

# Getränke/Shakes

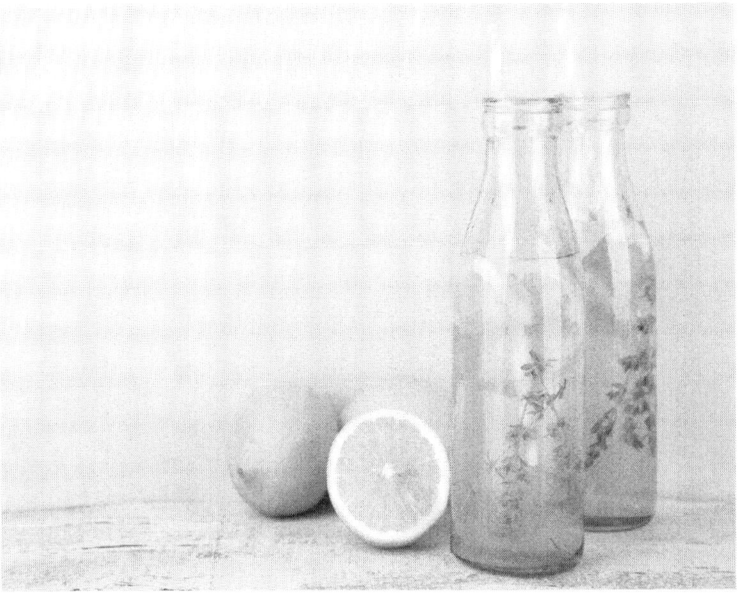

## *Scharfes Ingwer-Curcuma-Mixgetränk*

**pro Portion** Kcal 13 | Eiweiß 0,3 g | Fett 0,2 g | Kohlenhydrate 2,3 g
1 Portion

**Zutaten**
200 ml Wasser
½ EL Hanf -oder Leinöl
¼ Zitrone
15 g Ingwer
5 g Reissirup
½ TL Curcumapulver
Cayennepfeffer

**Zubereitung**

- Öl, Zitrone, Ingwer und Reissirup mit etwas Wasser in den Mix-Topf geben.
- Etwa eine halbe Minute lang auf Stufe 8 mixen.
- Restliches Wasser zufügen und 10 Sekunden/Stufe 6 verquirlen.
- Saft durch den Siebeinsatz ausgießen.

## *Fatburner*

**pro Portion** Kcal 71 | Eiweiß 1,5 g | Fett 0,5 g | Kohlenhydrate 14,9 g
1 Portion

**Zutaten**
120 g Grapefruitsaft
Wasser nach Belieben
100 g Bio-Salatgurke mit Schale
10 g Ingwer
5 Blättchen Basilikum
2 TL Weizengras oder Gerstengras
1 TL Zimt
1 Prise Chili, Kurkuma, Pfeffer

**Zubereitung**

- Zuerst den Ingwer in den Mix-Topf geben.
- Alle anderen Zutaten zugeben und 1 Minute mit Stufe 10 mixen.
- Evtl. Wasser zufügen.

# *Haferdrink*

**pro Portion** Kcal 58 | Eiweiß 2,2 g | Fett 1,1 g | Kohlenhydrate 9,4 g
1 Portion

**Zutaten**
200 ml Wasser
2 EL Haferflocken, kernig
Salz
Zimt oder Kakaopulver

**Zubereitung**

- Kernige Haferflocken in den Mix-Topf geben und etwa 2 Minuten bei 100° C auf Stufe 2 rühren.
- Salz, Gewürze und Wasser zufügen, nach Belieben süßen.
- Hafermilch auf Stufe 10 etwa 20 Sekunden mixen.
- Milch vorsichtig ausgießen, eventuell durch ein Sieb filtern.

## *Eiskaffee mit Xucker*

**pro Portion** Kcal 67 | Eiweiß 4,5 g | Fett 0,2 g | Kohlenhydrate 11,3 g
1 Portion

### Zutaten
130 ml Milch
60 g Eiswürfel
15 g Süßstoff oder Xucker light
2 TL löslicher Kaffee

### Zubereitung
- Kaffeepulver und Xucker 10 Sekunden/Stufe 10 pulverisieren.
- Eiswürfel hinzufügen und noch einmal etwa 10 Sekunden auf Stufe 10 mixen.
- Mit der Milch 15 Sekunden auf Stufe 6-7 aufschäumen.

## *Eiskalter Melonensaft*

**pro Portion** Kcal 58 | Eiweiß 1,0 g | Fett 0,5 g | Kohlenhydrate 12,5 g
1 Portion

**Zutaten**
Mineralwasser
2 Eiswürfel
1 Stück Wassermelone
Fleur de Sel
Basilikumblätter

**Zubereitung**

- Eiswürfel auf Stufe 10 kurz crushen.
- Geschälte Melone hinzugeben und auf Stufe 4-5mixen.
- In ein Glas einfüllen und mit Wasser aufgießen.
- Mit Basilikum dekorieren.

## *Himbeersirup*

**pro Portion** Kcal 49 | Eiweiß 1,8 g | Fett 0,5 g | Kohlenhydrate 8,8 g
1 Portion

### Zutaten

125 ml Wasser
125 g Himbeeren
5 g frisch geriebene Vanille
50 g Süßstoff oder Birkenzucker (light)

### Zubereitung

- Frische Himbeeren waschen und trocken tupfen.
- Zutaten in den Mix-Topf geben.
- Bei 90° C auf Stufe 1 etwa eine Viertelstunde lang rühren.
- Sirup durch ein feines Sieb filtern.
- Noch heiß in Flaschen abfüllen und sofort verschließen.
- Himbeersirup im Kühlschrank aufbewahren.

## *Mandelmilch*

**pro Portion** Kcal 123 | Eiweiß 4,3 g | Fett 11 g | Kohlenhydrate 1,0 g
1 Portion

**Zutaten**
300 ml Wasser
25 g ganze Mandeln
Salz
nach Belieben süßen (flüssiger Süßstoff, Stevia, Xylit, Rohrzucker)

**Zubereitung**
- Mandeln etwa 12 Stunden in Wasser einweichen.
- Das Einweichwasser abgießen.
- Mandeln in den TM füllen, Salz zugeben und mehrmals etwa 1 Sekunde lang auf Stufe 10 oder Turbo zerkleinern.
- Nach und nach Wasser zufügen und etwa 2 Minuten lang zu einer homogenen Milch vermengen (Stufe 3-4).
- Mandelmilch durch den Siebeinsatz ausgießen und im Kühlschrank lagern.
- Pur mit Eis oder zu Kaffee genießen.

## *Kalter Kaffee mit Kokosmilch*

**pro Portion** Kcal 93 | Eiweiß 17,4 g | 0,5 g | Kohlenhydrate 4,3 g
1 Portion

**Zutaten**
75 ml Kokosmilch
150 ml kalter Kaffee
2 TL Proteinpulver
Eiswürfel
nach Belieben süßen (flüssiger Süßstoff, Stevia, Xylit, Rohrzucker)

**Zubereitung**
- Kokosmilch, Kaffee und Proteinpulver in den Mixer geben.
- Alle Zutaten kurz auf mittlerer Stufe vermengen.
- Nach Belieben mit Eiswürfeln servieren.

## *Beerenlimo mit frischer Minze*

**pro Portion** Kcal 25 | Eiweiß 0,4 g | Fett 0,1 g | Kohlenhydrate 5,5 g
1 Portion

**Zutaten**
200 ml Wasser
40 g gemischte Beeren
Spritzer Zitronensaft
10 g Xucker
Blatt Minze
5 Eiswürfel

**Zubereitung**

- Beeren, Zitronensaft und Xylit in den Mix-Topf geben.
- Auf Stufe 3-4 unter ständigem Rühren ca. 5 Minuten kochen lassen.
- Beerensirup durch den Siebeinsatz des TM ausgießen oder durch ein feines Sieb drücken, sodass die Kerne zurückbleiben.
- Sirup und Eiswürfel in das Glas einfüllen und zu drei Vierteln mit Wasser auffüllen.
- Mit frischer Minze garnieren.

## *Joghurtdrink mit Beeren*

**pro Portion** Kcal 78 | Eiweiß 6,4 g | Fett 1,6 g | 9,0 g
1 Portion

**Zutaten**
125 g Naturjoghurt, fettarm
35 ml Magermilch
Eine Handvoll gemischter Beeren
1 TL Zitronensaft
nach Belieben süßen (flüssiger Süßstoff, Stevia, Xylit, Rohrzucker)

**Zubereitung**

- Beeren in den Mix-Topf geben und kurz auf höchster Stufe pürieren.
- Restliche Zutaten zufügen und kurz mixen (Stufe 5-6).
- Joghurtdrink durch den Siebeinsatz in ein Glas umfüllen.

# Impressum

Herausgegeben von

CreativContent
Shvernika Str. 7
54049 Nikolaev, UA
Bilder: Depositphotos

14096382R00075

Printed in Poland
by Amazon Fulfillment
Poland Sp. z o.o., Wrocław